断【dantou】糖のすすめ

高血圧、糖尿病が
99%治る新・食習慣

ハタイクリニック院長
西脇俊二

ワニブックス

はじめに

あらかじめ言っておきますが、糖は「悪」です。

体脂肪を増やし、メタボリックシンドロームを加速させ、頭の働きを鈍くして仕事や日常生活、勉強にまで支障をきたし、さらにはイライラを誘発して、不安定な精神状態を招くこともあります。

そしてもっと恐ろしいことには、糖尿病や高血圧、動脈硬化、がんなど、さまざまな病気を引き起こし、悪化させるのもまた糖の仕業《しわざ》なのです。

糖を食べ続けている限り、常に病気と隣り合わせにあると思っていたほうが賢明です。健やかに歳を重ねることなどできないと考えておいたほうがいいでしょう。

では逆に、糖を断つとどうなるか。

簡潔にいうなら〝いいこと〟が増えます。たとえば、メタボでパンパンに膨らんだお腹が驚くほど引き締まり、スーツを格好良く着こなせるようになる。着るのを諦めていた昔の洋服が着られるようになる。頭が冴えて集中力が高まり、仕事の効率も上がる。若々しさがよみがえるなんてことも、決して夢ではありません。

驚かれるかもしれませんが、薬を飲まなくても糖尿病(ただしⅡ型に限る)や高血圧は99%完治するし、ほとんど治ることがないとされている統合失調症でさえ、「断糖」(〝糖質〟を〝断つ〟こと)をすれば3日で治すことも不可能ではないのです。ほかにも断糖による嬉しい効果はまだまだありますが、それは後々ゆっくりとお話ししたいと思います。

改めて、現代社会を生き抜く方々には断糖をおすすめしたいです。糖をやめるだけで人生は大きく好転するのだから、私としては断糖をしないほうが不思議であり、「なぜ、やらないのか」と問いただしたいほどです。

私はいつまでも健康で長生きしたいし、仕事も精力的にバリバリとこなしたい。好きなことには全力で取り組んで、人生を思う存分に楽しみたい。病気を患って苦しんだり、寝たきりの生活になるなど、まっぴらごめんなのです。

精神科医となった私が、西洋医学にある種の限界を感じ始めたのはもう随分前のこと。その後、代替医療に興味をもつようになり、中国の漢方医学やインド古来の伝統医学であるアーユルヴェーダなど、日常を健やかに生きるための理論や英知、手法など多岐にわたり学んできました。

そしてようやく、辿《たど》り着いたのが、ノンカーボ（無炭水化物）ダイエットの第一人者である、崇高《すうこう》クリニックの荒木裕《ゆたか》院長に教えを受けた「断糖」です。これこそ現段階において人生を謳歌《おうか》するための最良手段であると考えています。

もし、あなたが人生を本気で変えたいと願うのなら、ぜひチャレンジしてほしいです。あなたを変えられるのはほかの誰でもない、あなただけなのですから。

数ある書籍の中からこの1冊を目に留め、手に取ってくれたあなたならきっと大丈夫だと思います。断糖によって人生を大きく好転させることができるはずです。

あなたには、輝かしい未来が待っています。

西脇俊二

第2章 高血圧・糖尿病・がん・痛風・肥満……たいていの病気は「断糖」で完治・改善する 51

プロローグ

「断糖」のメリット6箇条

① たった3ヵ月で17kg痩せた私の話

断糖を始めて、最初に実感するのが体重の低下ではないでしょうか。早い人なら翌日には体が軽くなっていると感じるだろうし、3日後には確実に体重が減り始めます。

しかも痩せるからといって、食事量を減らす必要はないのが断糖の魅力です。糖質を含む食材や食品さえ食べなければ、あとはお腹一杯食べてもかまわない。

たとえば、牛・豚・羊・鶏などの肉類はもちろん、魚介類ならほとんど何でも食べられます。プリン体が多いとされるイクラやウニでも大丈夫。プリン体が原因となる痛風は断糖で治すことができる（73ページ参照）から心配は無用です。ほかにもコレステロールが高い卵や副原料なしのビールは飲んでもいいのです。

これほどラクなダイエット方法がほかにあるでしょうか？

私自身、断糖に取り組んでもう5年になります。

はじめはがん治療や糖尿病とうつの関係といった視点から、断糖に興味をもったのですが、何でも自分で試してみないと気が済まない私は、自ら断糖を実践してみることに。すると1ヵ月後には約5kg減、翌月もマイナス5〜6kg。3ヵ月後にはなんと17kgも痩せてしまいました。**ベルトの穴が一つ一つ奥へと移動し、最終的には自分であけなければならないほどに痩せたのです。**

ある程度まで断糖をこなしていると、ちょっとやそっとでは太りにくくなる。余程のことがない限りリバウンドはしないようです。

＊糖を抜けばリバウンドなく、痩せられる。

②断糖とは〝病気になれない〟食事法である

「断糖」とは、読んで字のごとく〝糖質〟を〝断つ〟こと。

人気爆発の糖質制限ダイエットが、糖質の摂取量を制限するという緩さをもつのに対し、断糖は完全に糖を断つことを基本としています。

もちろん、ダイエットをするなら糖質制限でも十分に効果は出ますが、もしあなたが糖尿病や高血圧、動脈硬化などの病気を予防したい、もしくは改善・完治させたいと願うのなら断然、断糖がおすすめです。

後ほどたっぷりお話ししますが、みなさんの多くが悩んでいるメタボリックシンドロームも、現代病といわれる生活習慣病も、そのメカニズムを理解すれば治すことは不可能ではありません。それも、**わざわざ病院に行かなくても、高いお金を出**

して苦い薬を飲まなくても、断糖さえすれば治すことができる。

この本でお話しするのはそれほどに私たちの体に害を及ぼす〝糖〟の話です。糖とは、ただ単にチョコレートなどの甘いお菓子だけではありません。日本人なら誰もが日常的に食べているご飯やパン、うどん、そば、ラーメンといった炭水化物すべてが糖質であり、米や小麦粉を原料としたせんべいやおかきはもちろん、甘味のある果物や根菜などの野菜類にも多くの糖が含まれています。

残念ながら、現代という便利な時代を生きる私たちにとっては、炊きたての白い銀シャリも大好きな日本酒も、すべてが〝毒〟になってしまうのです。

いや、もっといえば〝毒にしかならない〟のです。

体にとって糖質とはいったい何なのか？　その本当の意味を知り、体から上手に糖を抜くことができれば、あなたはきっと「病気になりたくてもなれない」はずです。

＊糖こそが、病気のもとである。

③ 脳を効率よく働かせたいなら、糖を抜こう

昼食を食べた後に眠くなることはないでしょうか。そんな質問をすると「そんなの当たり前」「午後は眠くて仕事にならないよね」「私は食後に20～30分昼寝をするようにしています」という人々もいれば、昼寝を推奨する会社もあると聞きます。

そして「なぜ、食後に眠くなるのか」と問われれば、「消化するために胃に血液が集まり、脳がうまく働かなくなるから」とかなんとか、どこかで聞いた説明を繰り返すことになるのではないでしょうか。

多くの方は、食後に眠くなるのは当たり前だと思っていますが、それは違います。

食後に眠気に襲われるのは炭水化物などの糖質を食べた人だけです。

当然ながら、原因は糖質にあります。

ランチにラーメンや丼物などの糖質を食べると、私たちの感情を司《つかさど》っている脳内の神経伝達物質であるドーパミンの分泌量が低下します。

ドーパミンとはやる気や元気、ほどよい緊張感などをもたらし、頭をすっきりさせるという役割があります。ところが糖質を摂ると、血糖値の急激な変動に伴い、ドーパミンの分泌量が低下。おのずと、やる気が落ちて眠くなり、だるくなって集中力も欠けてしまうというわけです。

午前中は仕事がバリバリできるゴールデンタイムと呼ばれますが、昼食に糖を摂らなければ、午後も同様にゴールデンタイムを継続できる。**より効率的に仕事をこなすことができますから、成果を上げたり成績を伸ばすことも可能になります。**

ある進学校では、すでにそんな断糖効果に着目している中学校があるとか。ご飯やパン、甘味のある調味料など、糖質を使わない食事を用意して食べることで、午後の授業で居眠りする生徒は激減。集中力も高まっているといいます。

＊頭の良い人は、もう断糖を始めている。

④糖を抜けばイライラ&ストレスが消滅！

多くの人が勘違いしているのが「疲れた脳には甘いものが効く」「チョコレートを食べれば頭がスッキリする」といった情報です。

確かに、疲れたときにチョコレートを食べると、何となくスッキリしたような気分になりますが、あくまで一時的なものです。チョコレートのようなお菓子は甘くておいしい。おいしいものを食べると人は幸せな気分になりますから、ストレスが一瞬だけ吹き飛んだような気分になるのではないでしょうか。

ところが、体の中ではその〝ひとかけら〟が恐ろしい火種となります。

疲れたからといって、むやみに甘い物を食べてしまうと、血糖値は一気に上昇！

糖質をきちんと処理するために、体内ではホルモンたちが活発に動き回り、自律神経も刺激されて緊張した状態に。

さらに、糖には中毒性がありますから、時間が経つとまた甘い物が欲しくなる。甘い物が食べられないとイライラして落ち着きがなくなったり、ちょっとしたことでキレやすくなるなど、自分でもどうしようもない状態に陥ることにもなりかねない。我慢できずにまた食べてしまえば、一瞬は気持ちが収まるものの、またイライラして糖が欲しくなる……。こうした悪循環が繰り返されることになるのです。

実は、**こうした気分のムラこそがパニック障害やADHD（注意欠陥・多動性障害）、統合失調症、うつ病などを引き起こす要因になると考えられています。**

ストレスを解消するために食べたはずのチョコレートが、体にも心にも余計なストレスを増やすことになるのです。

＊「疲れたらチョコレート」の甘い罠から抜け出す。

⑤ 断糖が若さの秘訣。ボケ防止にもなる！

意外と知られていませんが、糖には老化を促進する作用があります。

正確にいうならば「ブドウ糖とタンパク質が加熱されると〝AGEs（終末糖化物質）〟という老化物質となり、それが細胞を損傷させて機能を低下させることになる」のです。

第4章で詳しくお話ししますが、AGEsが体内に蓄積すると、私たちの体のあらゆる場所にさまざまな老化現象が生じます。

たとえば、見た目。私たち人間は年齢を判断するとき「肌」を一つの基準としま す。いくら歳を重ねていても、肌のきれいな方は若く見られることでしょう。反対に肌に多くのシワが刻まれていたり、たるみがあれば年齢以上に見られるのではないでしょうか。

ＡＧＥｓはそんな「肌」の健康状態を脅かし、後者へと導きます。

というのも、肌のハリや弾力を左右するコラーゲンがＡＧＥｓによって破壊されることになるからです。コラーゲンが不足すればおのずと肌はシワやシミ、たるみなどを引き起こすことに。また同様に、骨や関節もダメージを受けやすくなりますから、加齢とともに陥りやすい腰痛や膝痛などを招く確率も断然高くなるのです。

さらに昨今は、ＡＧＥｓは体だけでなく脳へも悪影響を及ぼすことが分かってきました。「ＡＧＥｓがアルツハイマー病の原因の一つ」であるとの研究報告も上がっているほどです。

高齢化社会にある現代において、いつまでも自立した生活を送れるように心と体を整えておくことはとても大切。**アンチエイジングの視点から見ても、断糖は非常に有効な手段なのです。**

＊断糖は、高齢化社会を生き抜く知恵である。

⑥食事は、健康に長生きするために食べる

私たち人間は何のために食事をするのでしょう。答えは「生きるため」。正確にいうなら「健康に長生きをするため」です。

ところが、多くの人は意外と食べ物に対して無頓着のような気がします。どうして肉を食べるのか、なぜ野菜を食べなければならないのか。「納豆が体にいい」と聞けばスーパーで納豆を買いあさり、「ヨーグルトが健康の秘訣」と小耳に挟めばヨーグルトを食べまくる。

いつでも感度のいいアンテナを張り巡らせ、情報をキャッチすることはもちろん大切。世の中は日々進化していますから新しいニュースやトピックスが出回ることはありがたいことです。

問題なのは、情報を受け取ったあなたが、それが「本当に正しいのか?」「自分には必要なのか」と、自分自身の頭で考えているかということです。

情報に振り回されるのではなく自分で考えるクセをつけることこそ、健康に長生きをするための本当の秘訣かもしれません。

「糖質制限」という食事法もまた一つの情報です。

あなた自身の健康のために。そして守るべき家族のために。そして豊かで楽しい人生のために。実践するかしないかはあなた次第です。

自分に起こることはほぼ全てが自分次第。
自分の将来は自分自身と自分の選択と決断によってほぼ決まる。
日々、何をし、何を仕損なったかで決まる。

ブライアン・トレーシー

＊健康はあなたの選択と決断こそがカギ。

第1章

現代人にとって、糖は「毒」である

〝バランスのいい食事〟が人生を狂わせる⁉

普段、みなさんはどんな食事をしているでしょう。たとえば、

【朝食】パン、サラダ、野菜ジュース

【昼食】煮魚定食（金目鯛の甘辛煮、ほうれん草のお浸し、味噌汁、ご飯）

【夕食】すき焼き、ご飯、赤ワイン、食後のデザート（フルーツ）

一見、バランスのとれた食事に思えるかもしれません。ところが、こうした食事を続けていると、体にいろいろな危険性が忍び寄ることになります。

多くの方は「この食事のどこがいけないのか」と疑問に思うでしょう。

確かにジャンクフードや加工品、ファストフードばかりの食事をしている人や、サラリーマンに多くみられる〝飲んだ後の〆《しめ》には必ずラーメン〟を食べているよう

な方に比べたら格段に健康的といえます。では何がいけないのか？
圧倒的に「糖」の摂り過ぎです。
先ほど挙げた食事の中で糖質をあまり含まないものを残してみると、
【朝食】なし
【昼食】ほうれん草のお浸し
【夕食】なし
これだけです。ほかの料理には、糖質がたっぷり含まれているのです。果たして、これが〝バランスのいい食事〟といえるのでしょうか。
断糖でいうところの「糖」とは甘い物に限ったことではありません。チョコレートやケーキ、ドーナツなど、砂糖やはちみつを使用したスイーツをやめるだけでいいのなら、大騒ぎする必要はないでしょう。**糖質は、私たちが日常的に食べているご飯やパン、麺類・果物・野菜などにも含まれます。これこそがクセ者なのです。**

＊日常的に食べている炭水化物こそクセ者だ。

三大栄養素に惑わされるな
そもそも「糖質」とは何なのか？

言うまでもなく、私たちの体は食べ物によってつくられています。

食べ物に含まれる栄養素が人体を組成して、体内調整をしながら健康を維持してくれる。頭や体を動かすことができるのも栄養があってはじめてできる話です。

現代の栄養学では、人間が生きていくために必要な栄養素のうち、とくに重要だと位置づけられているものを〝三大栄養素〟と呼んでいます。

3つの栄養素とは「タンパク質」「脂質」、そして「糖質＝炭水化物」のことであり、糖質を摂ることを推奨しています。

しかも、厚生労働省の「日本人の食事摂取基準」（2010年版）によると、この3つの栄養素のうち、タンパク質は15～20％、脂質20～25％、そして炭水化物は

50〜60%の比率でそれぞれ摂取することが理想とされているのです。

つまり、「もっとも重要なのはタンパク質や脂質ではなく、炭水化物」であり、「タンパク質や脂質のおよそ3倍の炭水化物を食べるべき」だと唱えているわけです。

本当に、糖質がそれほど重要なのか？　はっきり言って間違いです。

それは各栄養素が私たちの体の中でどう働いているのかを見れば、明らかです。

まず、「タンパク質」は体をつくるために必要な栄養素。

体内でアミノ酸に分解され、筋肉や骨、臓器、血液、皮膚、髪の毛、爪など、あらゆる部位をつくる主要成分です。生きている限り、私たちの細胞は常に生まれ変わりますから、もし、タンパク質が不足すれば新陳代謝は悪くなり、元気や若々しさを維持するための体機能も低下することになります。また、タンパク質はあらゆるホルモンの材料となり、さらには代謝や消化を助ける酵素の原料にもなるため、いつでも満たしておかなければならない大事な栄養素といえます。

次に「脂質」は、健康を維持するための重要なカギを握っています。

私たちの体には約60兆個の細胞があり、その一つ一つは細胞膜によって守られていますが、その材料となるのが脂質です。また脂質はホルモンや赤血球のヘモグロビンの材料にもなりますし、柔軟な血管づくりにも一役買っていますから、動脈硬化予防としても活躍してくれます。

一般的に「脂質は太るからあまり摂らないほうがいい」などと言われます。でも、これだけ多様な役割を果たす脂質を敬遠することは、自分で自分の体に不具合を招いているようなものなのです。

タンパク質も脂質も、私たちの体で重要な役割を果たしていることが分かりました。では「糖質」の働きを考えてみましょう。

糖質は体内に入って肝臓でブドウ糖に変わり、エネルギー源になります。以上。

糖質の働きは、ただそれだけです。タンパク質のように筋肉や骨の材料になるわけでもなく、脂質のようにホルモンバランスを整えてくれる能力もない。糖質は単なるガソリンです。エネルギー以外に利用価値がないのが、糖質なのです。

もちろん、生命を維持するためにも、体を動かすにもエネルギーは不可欠な要素ですから、「エネルギー源になるだけでも糖質は十分に役割を果たしているではないか」と思われるかもしれません。

確かに、短距離走者のように瞬発力や即効性が必要なスポーツ選手なら、すばやくエネルギーに変わる糖質は有効といえますが、そうではない場合、糖質はほとんど不要。むしろ、人生の〝足かせ〟になってしまうことになるのです。

詳しくは後ほど説明しますが、**現代の私たちの体は糖質を食べなくてもエネルギー不足に陥ることはありません。** いってしまえば、糖は摂るだけ無駄なもの。無用の長物であるといっても過言ではないのです。

＊糖質は、エネルギー以外に利用価値がない！

「糖は脳の唯一のエネルギー源」の誤解

ここまで読み進めてもらったとき、みなさんの頭の中には一つの疑念が浮かんでいるのではないでしょうか。

それは「糖は脳にとって唯一のエネルギー源。だから炭水化物は絶対に必要なのでは」「断糖なんてしたら、危ないんじゃないの?」ということ。

確かに糖は脳のエネルギー源ですが、まず間違ってほしくないのは、**脳のエネルギーになるのは、食材に含まれる糖質ではなく、糖質を分解してできる血液中のブドウ糖**だということです。

炭水化物などの糖質は、肝臓でブドウ糖に変換され、はじめてエネルギーとして使うことができます。糖質がそのままエネルギーとなるわけではありません。

そしてもっと重要なのは、脳が必要とするブドウ糖は、私たちの体の中でつくることができるということ。もう一度言いましょう。

人間は、生きるために必要なブドウ糖を体内でつくることができるのです。

肝臓や筋肉に含まれる多糖類の一種であるグリコーゲンや、タンパク質を構成するアミノ酸、脂肪酸などを原料にして糖を生成できますから、**糖質をわざわざ食べなくても健康上に何の問題もないのです。**

体内でつくることができず、食べ物などから摂取しなければならないものには、タンパク質や脂質を構成する成分の〝必須アミノ酸〟や〝必須脂肪酸〟がありますが、〝必須糖質〟や〝必須炭水化物〟というのは聞いたことがありませんよね？

三大栄養素の一つとはいえ、**糖質が重要ではないことは現代の栄養学でも暗に言っていることになります。**私たちが考えるべきは、糖質が不足するという無駄な心配ではなく、むしろ糖質を摂り過ぎているという意外と知られていない真実なのです。

＊糖は体内でつくれる。あえて摂る必要はない。

メタボ最大の元凶は、余った糖質にあり

実際問題、スポーツ選手や肉体労働をしている方など、エネルギー消費量がかなり高い人なら話は別ですが、日常生活を送る私たちが朝昼晩と、いわゆる〝バランスのいい食事〟をして摂取した糖質は、ほとんど使い切れないのが現状です。

では、エネルギーとして使い切れずに余ってしまった糖質はどうなるか？　恐ろしいことに、**余った糖質すべてが体内の肝臓で中性脂肪に変換され、やがては皮下脂肪、内臓脂肪、筋肉内脂肪のいずれかとなって、体内に蓄積される**のです。

一般的に「脂質こそが中性脂肪のもと」と誤解されがちですが、先ほどお話ししたように脂質は健康維持に必要な存在であり、中性脂肪にはなりません。中性脂肪のもとになるのは、あくまでも使い切れずに余った糖質。

糖質こそ、肥満を引き起こす最大の元凶といえます。

しかも、人間の体は脂肪の備蓄量に制限がありませんから、使用するエネルギー以上の糖質を食べれば食べるほどに、体脂肪は増えて体は贅肉でブヨブヨに！　体重も増加し続け、メタボリックシンドロームに一直線というわけです。

逆に言えば糖質を断てば、手っ取り早く痩せることができる。**糖質制限ダイエットに人気が集まったのも、満足のいく結果が簡単に手に入ったから**なのです。

とはいえ、ご飯やパン、麺類などの炭水化物でお腹を満たすという食生活を主流にしてきた日本人にとって、こうした現実を受け入れることは難しいでしょう。しかも和食は世界無形文化遺産となり、肉を食べない昔ながらの粗食は体にいいとされていますから、ますます容易ではありません。それでも避けては通れない事実がある。次ページからは糖が及ぼすさらに恐ろしい事実をご紹介したいと思います。

＊使い切れない糖は体脂肪になるしか道はない。

糖尿病・高血圧・動脈硬化・がん……蓄積した体脂肪がさまざまな悲劇を招く！

糖を摂ることによって体脂肪は増えてメタボとなり、メタボとなった体には、さらに招かれざる弊害が生まれることになります。

もっとも身近なところでいえば、糖尿病です。糖の摂り過ぎで体脂肪が増えると、インスリンというホルモンの機能が低下します。インスリンとは血糖値をコントロールできる唯一の存在。糖を摂り過ぎるとインスリンが次第に効かなくなり、血糖値を下げることができなくなる。簡単にいえば、これが糖尿病のメカニズムです。

インスリンが効かなくなれば、体は血糖値を正常に維持しようと働きますから、もっと多くのインスリンを分泌するようになる。こうした状態を高インスリン血症といい、さらに多くの病気を引き起こす要因となるのです。

たとえば、余分な塩分や尿酸を体外に追い出す腎臓の排泄《はいせつ》機能を阻害して、高血圧や痛風を招きます。一般的に糖尿病はコレステロール、高血圧は塩分の過剰摂取が原因といわれますが、断糖的見解ではすべて、糖が引き起こす病気なのです。

糖質による悲劇はそれだけではありません。血糖値が急激に上がると、血液中の細菌が一気に増えて血管内壁に傷をつけ、そこにコレステロールが沈着することで動脈硬化が始まります。当然ながら、脳梗塞や心筋梗塞になりやすくなるわけです。

また、日本人の死亡率第一位を独占するがんもまた糖質が主な原因といえます。というのも、**がん細胞はブドウ糖を主なエサにしているから**です。体内に糖質が充満すればがん細胞は嬉々として増殖することになるのです。

ほかにも、**アトピー性皮膚炎や花粉症、リウマチなどの免疫性疾患や、更年期障害といった症状も、断糖をすれば予防・改善・治療ができる**と考えています。

＊断糖をすれば病気になる惨劇を避けられる。

精神科医の立場から見た驚くべき真実！糖は心の問題も引き起こす

糖質が悪影響を及ぼすのは、体だけではありません。

うつ病や統合失調症、パニック障害など、私たちの心（精神）もまた糖によってさまざまな影響を受けることになります。

これは、糖が感情を司る脳に影響し、脳内の神経伝達物質に影響を及ぼしたり、ホルモンや自律神経にも深く関わっているからです。

たとえば、脳内物質にはやる気をもたらすドーパミンという物質がありますが、糖を食べるとドーパミンの分泌量が低下します。その結果、意欲低下やだるさを引き起こし、極端な場合にはうつ病になってしまうことになるのです。

精神科医である私が断糖に着目したのは兵庫県・加古川で『崇高クリニック』院

長を務める荒木裕先生に感銘を受けたことがきっかけです。

荒木先生は日本における「ノンカーボ（無炭水化物）ダイエット」の第一人者。京都大学医学部大学院を卒業し、ハーバード大学で糖代謝の研究をされた後、30年ほど前から、糖質とさまざまな病気の関係性を提唱していらっしゃいます。

そんな荒木先生が「糖尿病患者にはうつ病が多い」との視点から断糖研究をされていました。これには私も興味津々。次第に断糖にのめり込んでいったのです。

糖質が精神に異常をきたし、人格までも変えるというのは、にわかに信じがたいかもしれません。現実的な話として捉えていただくことはなかなか難しいことです。

しかし、**糖質が心の問題を引き起こすことはまぎれもない事実。**

実際に、荒木先生は数多くの精神疾患患者を治療し、改善へと導いていますし、私自身も統合失調症やパニック障害などに悩む多くの患者さんに対し、薬ではなく断糖をすすめることで、症状が改善・消失した方を何人も知っています。

＊食べ物で、人格や感情は簡単に変わる。

糖質は〝中毒性〟のある麻薬だ

　ここまで糖の悪口を聞けば「やめようかな」「やめなければいけないな」と思うでしょう。でも、きっとその後には「本当にやめられるかな?」「あんまりやめたくないな」と思う人も意外と多いのではないでしょうか。

　確かに、糖は甘くておいしい。ご飯などの炭水化物も、噛んでいれば甘味が出て旨くなりますから、ついつい弱気になって食べてしまうというのも分かります。習慣化している食事の在り方を変えることに抵抗があることも理解できます。

　このように**糖をやめられないのは糖に〝中毒性〟があるから**です。

　40ページで「糖が脳内の神経伝達物質に影響を及ぼす」とお話ししましたが、炭水化物などの糖を食べると、脳内にエンドルフィンという快楽物質が分泌されます。

これは、がん患者の痛みを抑えるために使うモルヒネと同じような働きをする麻薬様物質です。炭水化物を食べることによってエンドルフィンが分泌されて幸せな気分になり、さらには満足感や快感を得られることによって、〝炭水化物＝おいしい〟とやみつきになってしまいます。

ポテトチップスを食べ始めたら、一袋すべて食べ終わるまでやめられない、という経験はありませんか。あるいは、居酒屋さんでお腹いっぱい食べたにもかかわらず、〆にラーメンを食べたくなる人もいるし、食後のスイーツは別腹という人もいるでしょう。こうした現象はまさに糖の中毒性によるものなのです。

だからこそ、糖質はやめるのが難しい。でも本当にやめることができれば、糖質を摂ることでもたらされる偽りの快感とは比べものにならないほど、たくさんの幸せが待っています。

＊糖をやめれば本当の幸福が待っている。

日本人が〝ご飯と味噌汁〟で健康だったワケ

とはいえ、「昔の日本人は主食であるご飯を三度の食事で摂取しても、健康な生活を送ることができたじゃないか」と疑問をもつ人もいるでしょう。

確かに昔ながらの日本食はご飯と味噌汁が中心。炭水化物を多く摂取してきたにもかかわらず、生活習慣病になる人は今よりも断然少なかったように思います。

その理由は、食べた糖質を消耗するだけの運動をしていたからです。

現代は驚くほど便利になりました。バスや電車などの交通機関が普及し、ガスや下水道などのライフラインも発達。家電製品や自動車なども日々進化しています。

50歳以上の方々に話を聞けば、「学生の頃は重い鞄《かばん》を持って、学校まで長い道のりを30分かけて歩いて通っていた」とか、「井戸水を汲《く》んで料理に使った」、「かまどに火をおこしてご飯を炊いていた」という生活を送っていたといいます。

もちろん当時は、エアコンなどない時代。人間は気温の変化に順応できる動物です。暑いときには汗をかき、寒ければ汗腺を閉じたり、筋肉を細かく震わせて体温を上げるなど、体機能をフル活用して体温を調節してきました。そこには大量のエネルギーが必要になりますから、ご飯をたくさん食べても別段問題はなかったわけです。むしろ、食べなければ生きるためのパワーが出なかったといえます。


それにひきかえ、現代はどうでしょう。通学には自転車やバス、電車もありますし、蛇口をひねれば水が出るのは当たり前。エアコン完備で体温調節の必要もなく、スイッチ一つで自由に火を使うことだってできます。

そんならくちんな生活を送る私たちが、昔の人と同じように主食であるご飯を食べ続ければ、当然ながら消費しきれるはずがなく、その多くを体脂肪として蓄えることになるのです。その結果、生活習慣病になる人がぐんと増えました。

以前は、がんや脳梗塞、高血圧、高脂血症、高尿酸血症、糖尿病などは、主に60歳以降の壮年期後の方に見られる病気だったため、成人病と言われていましたが、近年では、こうした病気が青少年期にも見られるようになったことから、平成8年に生活習慣病と改名されることになったのです。

人によっては生活習慣病の要因を〝食の欧米化〟であるといい、諸悪の根源は肉にあるという方がいらっしゃいますが、肉には必須アミノ酸と呼ばれる成分が豊富に含まれています。私たちの健康にはなくてはならない食材ですから、摂取を控えることなど愚の骨頂だと思わずにはいられません。

生活習慣病の根本にあるのはあくまでも肥満です。そして**肥満をつくるのは体脂肪であり、その元凶となるのはコレステロールの高い肉類ではなく、ご飯やパン、麺類などの糖質にほかならない**のです。

＊時代の進化とともに食事にも変革が必要だ。

私たち人間は、もともと肉食動物である

そもそも人間は、穀物や野菜などを食べられる雑食ではなく、肉食動物です。
これは、人類が誕生してから現代に至るまでの悠久の歴史やさまざまな文化、そして人間の消化器官の構造から見ても明らかなこと。

人類はアフリカを起源とし、300～400万年前に誕生したといわれています。そして狩猟と採取によって食べ物を得ていた人類は食糧確保のために全世界に移動しました。そして日本人が日本列島に住み着いたのはおよそ1万年前のこと。もちろん日本人も当時は、動物を求めて狩猟をし、魚や貝類などを採取して食料にして生きてきたのです。そして時代は流れ、植物性の食料が主になったのはおよそ

2000年前の弥生時代。その頃からようやく稲作が始まりました。

400万年という人類の長い歴史からすれば、農耕文化の誕生は、つい昨日のようなものでしかありません。動物の肉を食べて進化してきた人類の体にとっては、植物性の食料はまだまだなじみが浅いものなのです。

また、私たちが肉食動物であることは消化器官の構造から見ても分かります。牛や鹿などの草食動物の胃や腸といった消化器官は非常に複雑な形態をしています。食べた植物を、消化管に棲んでいるさまざまなバクテリアが分解し、生きるために必要なアミノ酸やビタミンを自分の体内でつくることができるのです。

残念ながら人間には、そんな能力は備わっていません。アミノ酸もビタミン類も食べ物から摂るしか方法はありませんから、そうした栄養素を保持する草食動物を捕獲し、食べることによって健康を維持してきたのです。

人間が糖を摂らなくても生きていけるということは、カナダやアメリカなどの氷雪地帯に暮らす民族〝イヌイット〟が証明してくれています。

イヌイットは主に、アザラシなどの海獣類や魚介類などを獲り、新鮮なまま生肉で食べたり、保存用に乾燥させた干肉などを食料にして生きてきたといいます。

米などの穀物はもちろん、野菜や果物も栽培できない厳寒地域ですから、彼らは完全なる断糖生活を送っていました。でも、現代人が陥るような生活習慣病になることはもちろん、虫歯にもならなかったといいます。

ところが時代が変わり、近年では狩猟生活をやめて都市部で定住するイヌイットが増えました。食生活も激変し、パンやクッキーを食事に取り入れるようになったとか。すると私たちと同じように虫歯はもとより、心筋梗塞やがんなどの病気に陥るイヌイットが増えたそうです。このことからも、いかに糖が人間の体に合わない要素であるかを想像するのは難くないでしょう。

＊人間は糖を摂らないほうが元気に生きられる。

〈断糖を成功させる5つのカギ その①〉

テレビをつけっぱなしにはしないこと

表題を見て、断糖となんの関係があるのかと疑問に思われるかもしれませんが、テレビをつけっぱなしにしたり、あるいはインターネットをだらだら見続けていると、不必要な情報を無意識に取り入れることになり、心にマイナスの影響を大量に受けることになります。

問題は、受け取った情報を自分自身の中できちんと消化しきれないこと。私たち人間には〝情報の消化力〟という能力が備えられています。これはある意味、食べ物を消化する能力と同じ。食べ物をきちんと消化・吸収し、活力素と老廃物に分けることができればいいのですが、そのどちらにもなれない未消化物が体のあらゆる部分を詰まらせ、病気の原因になるのです。

情報を消化する能力も同じこと。過剰で不適切な情報を詰め込み過ぎれば、処理しきれずに〝情報の未消化物〟として心に残留し、心身にさまざまな悪影響を与えることに。断糖を続けようとする精神の働きを鈍らせ、挫折へと導いてしまうことになるのです。

第2章

たいていの病気は「断糖」で完治・改善する

高血圧・糖尿病・がん・痛風・肥満……

人は140歳まで健康に生きられる？

人は誰もが健康に長生きしたいと願っています。ところがそんな願いとは裏腹に、多くの方がいろいろな病気に悩まされている。

たとえば**糖尿病**は毎年30万人ずつ増加し、予備軍を含めると2050万人もいるといいます（2012年）。**痛風**（高尿酸血症）は500万人、**高血圧**患者においては、未治療の人を含むとおよそ4000万人（2006年）にものぼるとか。

病気になると病院へ行き、処方された薬を飲み続けることになります。人によっては副作用に苦しみ、ときには味気のない食事を我慢して食べながら、生きることへの不安に苛《さいな》まれることになるでしょう。

ところが、断糖をするとこうした不安は一気に消え去ります。そればかりか、私としては「人間は140歳まで健康に生きられる」のではないかと考えています。

人によっては「無謀なことを」と笑うかもしれませんが、**断糖をすることで寿命を縮めるたいていの病気から解放されます。**

さらに肥満の心配もなくなり、若々しさを維持することもできる。また精神的な病に屈することなく、強い意志をもって生きることができるようになるのです。

事故や災害などによる怪我、感染症などに見舞われることがない限り、人間は長く生きられるような気がしてなりません。

＊高血圧・糖尿病・肥満…すべて改善し140歳まで生きられる。

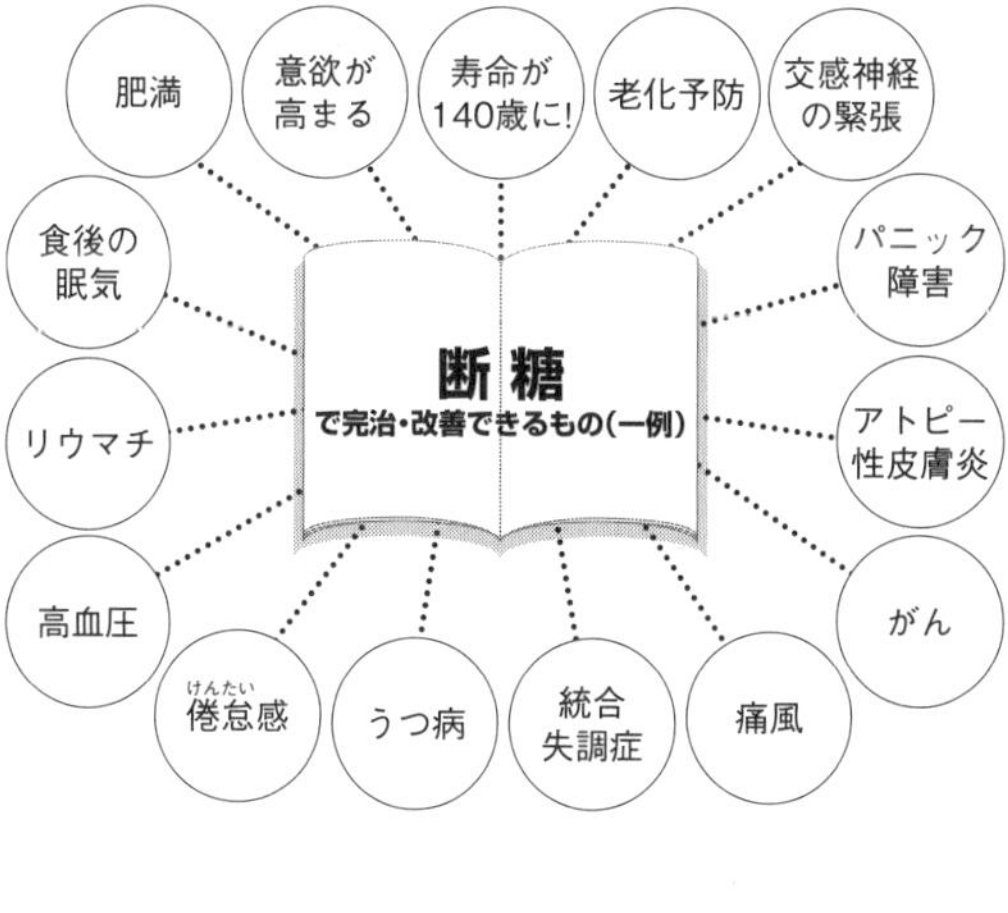

医者である私が、断糖にはまった理由

私の両親は2人ともがんで亡くなりました。

父親は肺がんを患って入院。抗がん剤を使用しながら、症状の改善を図りましたが、がんは急速に進行してしまい、入院2週間であっという間に他界しました。

そのおよそ1ヵ月後、今度は母親が大腸がんに侵されていることが発覚。大腸を切除して人工肛門にしたものの、結局、骨や肺にがんが転移していることが分かりました。

このときは抗がん剤治療を行わず、薬剤師であり漢方を得意としていた私の兄の処方により、漢方薬を使用した治療を行いました。症状の好転や悪化を繰り返しながらも、5年間生き続け、最後は肺炎で亡くなりました。

その頃から私は「医療とは何か」を改めて考えるようになったのです。

私は西洋医学出身です。ほかの医者同様に多くの方々の病気・症状を治したいと願ってきましたが、あるとき、ふと気がついたのです。

「ほとんどの病気を治すことができていないのではないか？」ということに。

たとえば、風邪。病院では風邪をひいた人にいきなり抗生物質や解熱剤、咳止め薬などを処方します。薬を飲むと確かに熱は下がり、咳も止まりますから患者さんとしては治してもらった気になるでしょう。

でも、熱が出るのは自分の体のもつ免疫力が、熱を上げることで細菌やウイルスを退治しようとするためです。咳や痰が出るのも体内の異物を外に排出するための自己防衛力によるものですから、それを薬で無理矢理に止めることが本当に正しい治療なのか、と疑問をもたざるを得ません。

アメリカでは風邪をひくと、ビタミンCが処方され、あとは「寝てなさい」と言われるだけ。ビタミンCという栄養素によって風邪を追い払うための免疫力をサポートする、という考え方なのです。

また私は、以前から母のがん治療に使用した漢方にも非常に興味をもっていました。というのも、漢方薬で鼻炎が治ったという経験があったからです。

鼻炎になったことのある人ならお分かりいただけると思いますが、くしゃみ、鼻水、鼻づまりは本当に苦しい。学生時代には授業中も頭が働かずにボーッとしていましたし、教授の言うことも右から左に抜けるだけという辛い状態でした。

当時は、まず西洋医学の薬で治療を開始しました。飲み薬は、確かに症状は抑えられましたが、喉が渇くなどの副作用が強く、続けることができませんでした。

また市販の点鼻薬も使用。一時は症状が軽減しましたが、リバウンドで余計に悪化して、これもまた断念することに。

そして医者になった私は、漢方薬にトライしてみたのです。驚くべきことに、3日で症状が消えました。その後も、体質改善のために約1年間は漢方薬を飲み続け、今では完全に鼻炎が治っています。

こうした漢方治療を含む医療のことを一般的に代替医療と呼んでいます。代替医療とは、現代の西洋医学以外の医療のこと。日本ではまだあまりなじみがない言葉かもしれませんが、その範囲はとても広く、鍼灸《しんきゅう》やアロマテラピー、東洋医学、アーユルヴェーダ、そして断糖などの食事療法もまた代替医療の一つとされています。

西洋医学が内科や外科、泌尿器科などの臓器別、分野別に特化して治療をする対症療法が主なのに対して、東洋医学やアーユルヴェーダなどは、人間全体を一つととらえ、全体のバランスやハーモニーを整えることで、体や心の状態を根本的に治療することを目的としています。

断糖もまた、こうした考え方の上に成り立っています。人間全体を一つと考えたとき、糖は体の中でどんな働きをし、本当に必要な要素なのか。そうした疑問を解決するうちにおのずと「糖は不要である」ことに気がついたのです。

＊西洋医学ではほとんどの病気が治らない。

【体の病気・糖尿病①】

糖尿病は「断糖」で99%治る

糖尿病は治らない。そう思い込んでいる人が多いのではないでしょうか。

実際に糖尿病と診断された方々には医師から指示された食事療法を実践しているつもりだけれど糖尿病がよくならない、きっと自分の努力がたりないのでは……と諦めている方が多く見受けられます。

でも、そうした姿を見ると私は不思議でなりません。なぜなら**糖尿病は簡単に治るからです。それも99%以上の確率で治すことができる。**

糖尿病には、Ⅰ型糖尿病とⅡ型糖尿病がありますが、ここでお話しするのはⅡ型糖尿病のことです。Ⅰ型糖尿病は生まれながらに体内でインスリンをつくれず、分泌できない病気のことで、治療にはインスリン注射が必要となります。

それに対してⅡ型糖尿病は、インスリンが分泌できるにもかかわらず、糖質の摂り過ぎでインスリンの分泌量に異常が生じたり、インスリンの働きが悪くなる状態のこと。つまり、生活習慣病と呼ばれるのはこちらのタイプです。

ちなみにⅠ型糖尿病は10万人に1人。先ほど「糖尿病は予備軍を含めると２０５０万人」と言いましたが、つまりはほとんどがⅡ型糖尿病なのです。

まずは、Ⅱ型糖尿病になるメカニズムをお話ししましょう。

食事をすると血糖値が上がります。血糖値とは血液中のブドウ糖の濃度のことで、これが上がると、脳から膵臓《すいぞう》に「インスリンを分泌せよ」との指令が出されます。

インスリンとは血糖値をコントロールできる唯一のホルモンです。

血液中にブドウ糖が増えると、脳から指令を受けた膵臓がインスリンを分泌し、ブドウ糖をエネルギーが必要な各細胞に送ったり、また脂質やグリコーゲンに変換して予備エネルギーとして貯蔵しながら正常な血糖値まで下げてくれるのです。

ところが、摂取する糖質が多すぎるとこのメカニズムに狂いが生じます。

第1章で「使い切れずに余った糖質は体脂肪になる」と説明しましたが、まさにこの脂肪がインスリンの働きを邪魔することになります。

インスリンは細胞膜にあるインスリン受容体と結合することで、血液中のブドウ糖を細胞に送り込みますが、脂肪が増え過ぎると、この受容体が覆い隠されて結合できなくなるのです。

当然ながら、ブドウ糖を細胞に送り込むことができませんから、血糖値も上がったまま下がりません。すると脳は「インスリンが足りないせいだ」と勘違いをして、さらにインスリンを分泌することになる。それでもインスリン受容体が覆われている限り、ブドウ糖を細胞に送り込むことはできませんから、血液中にはブドウ糖が余った状態になってしまいます。

つまり、血糖値を下げることができずコントロールが効かない状態になるのです。

こうした悪循環を〝インスリン抵抗性＝高インスリン状態〟といい、これこそがほとんどのII型糖尿病を引き起こす要因となります。

＊体脂肪がインスリンの邪魔をする！

【体の病気・糖尿病②】
従来の糖尿病治療は間違っている

糖尿病と診断されると、多くの医者からはこんなことをいわれるでしょう。

「カロリー制限をしてください」

「1日3食、バランスのいい食事をすることが大切です」

「脂っぽいから肉は極力控えること！」

ここでいう〝バランスのいい食事〟とは主食・主菜・副菜といったなじみのメニューであり、糖質たっぷりのご飯やパン、麺類は食べることが推奨されています。

このように従来の糖尿病における食事療法は、カロリーを制限し、脂質の摂取を減らす方法が基本であり、長い間それが常識とされてきました。

多くの方が苦しい思いをしてこうした食事制限に一生懸命取り組んでいますが、

現実には思ったように血糖値が下がらない人がほとんどです。なぜでしょうか？
答えはとても簡単です。

従来の糖尿病に対する食事療法が間違っているからです。

ここまで読んでくださった方ならもうお分かりだと思いますが、糖尿病とは血糖値が高くなる病気です。そして血糖値を上げるのは、タンパク質でも脂質でもなく糖質ですから、カロリーを制限することなど何の意味もありません。**制限するべきは、血糖値を上げる食材。つまり、炭水化物にほかならない**のです。

また、治療に使われる内服薬やインスリン注射にも疑問があります。

食事療法をしても血糖値が下がらない場合には内服薬が処方され、それでもだめな場合はインスリン注射で治療する、というのが一般的な流れですが、そのほとんどがインスリンの分泌を促すための薬・注射なのです。

糖の摂り過ぎで高インスリン状態になっているにもかかわらず、インスリンの分泌を促すような治療を施せば、膵臓がオーバーワークを引き起こし、さらなる悪化を引き起こすことになりかねない。

たとえ、薬を飲み始めたときに血糖値が下がったとしても、長期的に使用すればやはり効かなくなってしまうのです。

最近ではインスリン抵抗性を改善する薬なども登場しているようですが、肝臓への副作用があるなどの注意も必要です。

また、糖尿病の怖いところは、さまざまな合併症を引き起こすこと。

腎障害が起きて人工透析を余儀なくされたり、糖尿病性網膜症となって失明する危険もあります。さらには壊疽《えそ》による足の切断、心筋梗塞や脳梗塞など致命的な事態を招くリスクが非常に高くなるのです。

間違った食事や治療を続ければ、糖尿病は長期化するだけ。無駄に慢性化してしまうことになりかねません。

＊インスリン注射や薬は逆効果になりかねない。

【体の病気・糖尿病③】

20年間苦しんできた糖尿病患者が断糖によって1ヵ月で完治！

簡単な話、糖尿病とは糖の摂り過ぎによって生じる病気です。

それならば糖尿病の治療として有効な手段は「糖質をやめること」しかありません。

もちろん薬もインスリン注射も必要ありません。炭水化物が私たちの体内でどれだけ悪さをしているかを理解し、糖質を含んだ食べ物を口にしないのが糖尿病治療の基本となります。

私のクリニックにも20年間糖尿病で苦しんできた方が来院されました。

多分にもれず、カロリー制限はもちろんのこと、薬によって対処的に治療を施し、血糖値を下げてきたものの病状は改善しなかったといいます。

最終的には膵臓がダウンしてインスリン注射まで必要になった患者さんです。

そこで糖尿病を治療するために、次のような方法をとってもらいました。

◎薬やインスリン注射はいっさいやめる。
◎ご飯やパン、甘い菓子など糖質を含むものは食べない。
◎肉や魚などの動物性タンパク質をしっかり摂る。
◎筋肉量を増やして糖代謝を促進させるため筋トレをする。

糖質をいっさいやめてもらうことはもちろん、これまで飲んできた薬やインスリン注射の使用を中止してもらうことに。

食べるべきは血糖値を上げない食材です。つまり肉や魚介類、卵などの動物性タンパク質や糖質が非常に少ない豆腐などであり、これらは糖尿病でもお腹いっぱい食べることができます。

さらにはもっともエネルギー消費の大きい筋肉を増やし基礎代謝をあげることで余分な糖を消費するため、筋トレを取り入れてもらうことにしました。

1ヵ月後に来院されたときには、努力の甲斐あって血糖値は正常値に戻り、体重も減少してスリムな健康体へと変身。今では普通の人とかわらずに元気に暮らしていらっしゃいます。

＊糖尿病は単なる「高血糖症」である。

血圧が高い症状が「高血圧」というように、糖尿病とは血液中の糖が多い症状であり、単なる「高血糖症」です。

私は常々思うのですが、**血液中のコレステロールが多い症状の「高脂血症」の患者さんには「脂を抜きなさい」と指導するのに、高血糖症の患者さんに対して「糖を抜きなさい」といわないのはなぜでしょう？**

従来の糖尿病治療にはやはり多くの疑問が残ります。

【体の病気・血糖値】
茶碗１杯（１００g）のご飯には角砂糖約９個分の糖が含まれている！

血糖値は一定の値より下がることはありません。もし、不足すれば脳から肝臓に「糖が足りないからつくりなさい」と指令が下り、体内に蓄えられているグリコーゲンなどのエネルギー源を材料に糖をつくり出しますから、常に血糖値は一定値を保つことができます。

そもそも、血液中の糖の量は60〜１００㎎／dℓ＝０・６〜１g／ℓです。１dℓ中に１００㎎の糖量だとすると、１ℓ当たりには１gの糖が含まれているという計算になります。

つまり人間の血液量は約４ℓですから糖は４gあればいいのです。

食品100g中に含まれている糖の量

食品名	糖の量	食品名	糖の量
ご飯(精白)	36.8g	ショートケーキ	46.5g
もち	49.5g	ドーナツ	59.1g
食パン	44.4g	きな粉	16.1g
フランスパン	54.8g	はちみつ	79.7g
あんパン	47.5g	キャベツ	3.4g
うどん	20.8g	玉ネギ	7.2g
そうめん	24.9g	タケノコ	2.2g
中華麺	27.9g	ほうれん草	0.3g
スパゲッティ	26.9g	もやし	1.3g
小麦胚芽	34.0g	カリフラワー	1.9g
はるさめ	80.9g	イチゴ	7.1g
ビーフン	79.0g	オレンジ	9.0g
ポテトチップス	50.5g	バナナ	21.4g
せんべい	85.7g	絹ごし豆腐	1.7g
あられ	82.9g	木綿豆腐	1.2g
どら焼き	55.4g	生湯葉	3.3g
カステラ	62.6g	インゲン豆	2.7g
きび団子	73.2g	豆乳飲料	2.9g
ポップコーン	50.3g	納豆	5.4g

出典：日本食品標準成分表2010

食品100g中に含まれている糖の量を角砂糖に換算

ご飯
(小盛)
ポテトチップス
ポテトチップ
うどん
うどん
木綿豆腐
食パン
もやし
もやし
中華麺
キャベツ
ショートケーキ
イチゴ
せんべい
せんべい

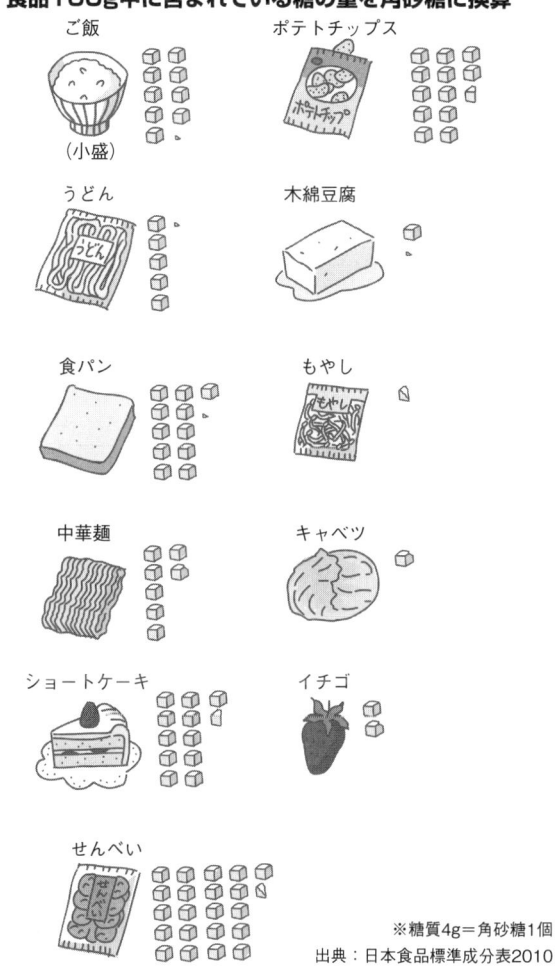

※糖質4g＝角砂糖1個
出典：日本食品標準成分表2010

これは角砂糖にしておよそ1個分です。角砂糖1個分の糖量で私たち人間は本来、健康を維持することができるのです。

それに対して、茶碗1杯分（100g）のご飯に含まれている糖の量はどれくらいだと思いますか?

およそ37gです。角砂糖に換算すると約9個分の糖の量を摂っていることになります。うどん100gには約21g、中華麺にも約28gの糖が含まれているのです。恐ろしい数字だということがお分かりいただけるでしょうか。

砂糖のような甘さがあれば糖質を実感することは容易にできます。でも**炭水化物には砂糖のようなはっきりとした甘味がないため、食べていても「糖質を摂っている」とは実感できないのが現実であり、炭水化物の落とし穴でもあります。**

前ページにみなさんが好きな食品100g中に含まれる糖質量をのせました。目で見ることで、糖質摂取量を改めて確認してください。

＊血液中の糖はたった4gあればいい。

【体の病気・高血圧】
高血圧も99%治すことができる

糖尿病と同じく、なかなか治らないとされているのが高血圧です。

一般的には塩分の摂り過ぎが原因とされています。病院に行くと日々の「食生活が悪い」などと説教をされ、味気ない減塩食を強いられるようになる。

そして塩分制限をしても効果がない場合には、結局、降圧剤に頼ることになります。それも一生涯飲み続けるよう指導されるわけです。

高血圧は本当に塩分が原因でしょうか？

日本人の塩分摂取量は年々減少しています。それにもかかわらず高血圧患者は増えている。つまりは、塩分の摂り過ぎが原因ではないと考えられます。

断糖的視点から見れば、高血圧のメカニズムは簡単に説明することができます。

実は、糖尿病と同じ原理なのです。

糖の摂り過ぎによって体脂肪が増え、その体脂肪が腎臓にある塩分の排泄機能を阻害します。本来なら体内に入った塩分は腎臓で濾過《ろか》されて尿から排泄できるのですが、これがうまくいかなくなり、結果として高血圧となるのです。

また、高血圧の原因はもう一つあります。

糖の摂り過ぎで高インスリン状態になると、インスリンの興奮作用によって交感神経が緊張状態となります。交感神経は心臓の活動を活発にして心拍数を高める作用があり、血圧を上げるように働きますから、高インスリン状態が続けばおのずと血圧も高くなるというわけです。

こうしたダブルの影響を受けて血圧は高くなります。

いずれにせよ糖が原因であることは間違いありませんから、**糖をやめることが高血圧治療の最善の策**なのです。

＊高血圧の原因は塩分ではなく、糖質にあり。

【体の病気・痛風】
肉を食べてもビールを飲んでもOK
断糖すれば痛風も治ります

足や膝、肩、腰などの関節に激痛を伴う痛風は、一度発症すると、症状が出たり、出なかったりの繰り返しで、今度はいつ痛み出すのかとビクビクしながら生活している人が多いのではないでしょうか。

糖尿病同様に、痛風になると「肉を我慢しなさい」「プリン体が多く含まれているからビールは御法度」など、多くの食事制限が求められますが、**本当に我慢すべきは糖質だけで十分**です。

痛風の原因は、尿酸のもとになるプリン体です。

そしてプリン体の7割は体内でつくられます。食事からの摂取は3割程度ですから、もちろん過剰に摂り過ぎることは問題ですが、プリン体が多く含まれる食材の制限を主な予防策とするのはある意味、ナンセンスといえます。

プリン体は肝臓で尿酸に分解されて、腎臓の尿酸排泄機能によって体外に排出されます。これがうまくいかないと高尿酸血症となり、激しい痛みの素となるのです。つまり痛風とは、腎臓の尿酸排泄機能の低下が引き起こす病気であり、機能を阻害しているのはほかならぬ体脂肪なのです。

高血圧と同じく、糖の摂り過ぎによって体脂肪が増え、その体脂肪が腎臓にある尿酸の排泄機能を阻害していることが痛風の原因といえます。

私の友人にも、痛風を患っている男性がいました。彼はフランス料理店のオーナーシェフ。糖質たっぷりのソースや赤ワインを日常的に口にしてきたとか。仕事柄、断糖は難しいとも思いましたが、できる限り糖を抜いてもらうことにしました。すると2週間後には痛みはすっかり消えたとのこと。その後も彼はできる限り糖質オフを継続。それ以来、痛風の症状は出ていないといいます。

＊断糖が、痛風における尿酸の排泄機能を正常にする。

【体の病気・動脈硬化】
動脈硬化の原因はコレステロール？

日本人の死因の3割を占める脳梗塞や心筋梗塞。その原因となる動脈硬化は、コレステロールの摂り過ぎによるものとされています。

確かに、動脈にコレステロールが溜まることによって血液の流れが悪くなったり、血管の弾力や柔軟性が失われることはあります。

ただ、ここで問題なのは「コレステロールが高いこと」ではありません。「コレステロールが血管に〝沈着〟すること」です。いくらコレステロール値が高くても、血管内をスムースに通り抜けていけば何のリスクもないわけです。血管に溜まるからこそ血管を詰まらせ、破裂させることになる。

コレステロールを沈着させる原因の一つは、糖を摂ることによって血液中の細菌が一気に増殖し、血管の内壁に傷をつけるから。そして損傷した部分にコレステロールが引っかかって沈着し、動脈硬化が始まるといわれています。

血糖値の急激な上昇が血管にダメージを与えることも、見逃せない要因です。**ご飯や麺類など、炭水化物主体の食事を1日3回食べたり、3時のおやつに甘いケーキを食べたりすれば、1日3~4回は血糖値が急上昇。そのたびに血管を傷つけていることになるのです。**

また、コレステロールを下げることだけを目的とした食事の在り方も問題です。コレステロールが高いからといって肉や卵などを極力控える方がいますが、血管の材料はほかならぬタンパク質です。タンパク質が不足すれば、しなやかで健全な血管をつくることなどできません。

動脈硬化を予防するためには糖質を除き、タンパク質を摂ることが基本なのです。

＊動脈硬化は、コレステロールを沈着させる糖が原因です。

【体の病気・アトピー　花粉症　リウマチ】

アトピー性皮膚炎や花粉症、リウマチ……自己免疫性疾患の改善方法

本来、免疫力とは私たちの体を守るべきものですが、ときにバランスを崩して守るべき自分自身に対して過剰に反応して攻撃をしかけることがあり、それらは自己免疫性疾患と呼ばれています。

年齢性別を問わず見られるのが、アトピー性皮膚炎や花粉症です。

ほかにも関節リウマチや膠原病《こうげんびょう》、甲状腺機能低下なども また自己免疫性疾患であり、いずれも治すことが難しい症状です。

では、免疫力のバランスが崩れるのはなぜか？

さまざまな要因が考えられますが、一つには自律神経が乱れることにあります。

自律神経には、主に朝から昼に心身を活動させるために作用する交感神経と、夕

方から夜、リラックスするときに働く副交感神経があります。これがバランスよく切り替わることで、心も体も健やかな生活を送ることができます。

ところが、**炭水化物を食べると自律神経が乱れます。**糖を摂取することによって、インスリンというホルモンが大量に分泌され、交感神経を刺激するからです。

そもそも免疫力が最大に活躍するのは副交感神経が優位のとき。それにもかかわらず、朝昼晩と糖を食べることによって交感神経が常に緊張状態になれば、免疫力は簡単にアンバランスな状態に陥ることになります。

ストレスや睡眠不足、運動不足など、免疫力のバランスを乱す要因はほかにもあります。糖による影響だけでは決してありませんが、断糖によって大きな不安要素を取り除いておくことはとても効果的な手段。免疫力を安定させ、自己免疫性疾患の改善を図るためにも有益です。

＊不安要素を排除し、免疫のバランスを整える。

【体の病気・がん①】
がん細胞は「糖」が大好物！

現在、日本人の２人に１人が何らかのがんを患い、３人に１人ががんで命を落としています。

西洋医学のがん治療というと、抗がん剤や放射線療法、手術、ホルモン剤投与などが行われていますが、まだまだ治療が困難であるというのが一般的な見解です。

私が実践している代替医療では、がん患者さんに対して断糖を行ってもらいます。なぜなら、がん細胞は主にブドウ糖を栄養源として増殖するからです。断糖によってエサを奪いとれば、がん細胞は成長しにくくなると考えています。

こうしたがん細胞の〝糖好き〟を応用したのが、ＰＥＴ（Positron Emission

Tomography／陽電子放射断層撮影）検査。従来の検査では見つけることのできなかった小さな初期がんまでも、発見できるという優れものです。

まず、ブドウ糖とほとんど同成分の検査薬（FDG／Fluorodeoxyglucose）を体内に投与します。糖好きのがん細胞はこれを喜んで捕食。がん細胞は、正常細胞の3～8倍のブドウ糖を細胞内に吸収するという性質もありますから、細胞いっぱいにFDGを取り込みます。そしてFDGは撮影機器に映る仕掛けになっているため、そこからがん細胞の位置や大きさが特定できるというわけです。

最先端のがん検査からも、がん細胞が糖をエサとしていることは明らかな事実。**炭水化物などの糖を摂取するということはがん細胞にエサを与えて、大事に育てているようなもの**なのです。がん細胞の増殖を防ぐためにも、またがんを予防するためにも、断糖をすることは非常に有効な手段といえます。

＊糖の摂取は、がんを育てているようなもの。

【体の病気・がん②】
「断糖＋超高濃度ビタミンC」で、がん細胞が消える理由

私のクリニックでは断糖に加えて、抗がん剤にビタミンCの点滴を行います。一般的な病院でビタミンCを点滴に加える場合は０・５〜２g程度ですが、がん治療に使用するのは25g〜１００gの超高濃度のビタミンCです。

では、なぜビタミンCが必要なのかをご説明しましょう。

端的にいえば、ブドウ糖とビタミンCは化学構造がよく似ています。先ほどお話ししたようにがん細胞はブドウ糖が大好き。断糖によってブドウ糖を奪い、そこにブドウ糖とよく似た構造のビタミンCを入れれば、がん細胞が間違ってこれを取り込むことに。すると、ビタミンCはがん細胞内で過酸化水素を発生させます。これ

にはクレゾールという消毒薬と同じ作用があり、がん細胞を退治してくれるのです。

つまり、「断糖＋ビタミンC」のダブル攻撃によって、がん細胞を死滅へと追いやることができるというわけです。

ちなみに消毒薬というと、「ほかの細胞は大丈夫なの？」と不安に思うかもしれませんが、過酸化水素は正常細胞への影響は皆無。抗がん剤などのように副作用がないこともこの治療の魅力でしょう。それどころか、ビタミンCは、西洋医学で使用する抗がん剤の副作用もかなり抑制できますし、がん予防の効果も高くなります。さらにビタミンCはコラーゲンの材料であり、免疫力を高める働きもありますから、QOL（quality of life／生活の質）が非常に高くなることは明らかです。


こうしたビタミンCの効果は1976年に化学者であるライナス・ポーリング博士によってすでに発表されていたことですが、日の目を見たのはそれから随分経った2005年のこと。アメリカ国立衛生研究所、アメリカ国立がん研究所、アメリカ食品医薬品局によって「薬理学的高濃度のビタミンCは過酸化水素を生成してがん細胞を殺す」と発表されました。

また、面白い話があります。

４年ほど前に、アメリカのＵＣＬＡ（カリフォルニア大学ロサンゼルス校／University of California, Los Angeles）の**がん専門医に「あなた自身ががんに侵されたら、患者さんに対して行っている抗がん剤治療を受けますか？」というアンケートをとったところ、80％がＮＯと答えた**そうです。

また、**ビタミンＣ点滴によってがん治療を行っている医者に「ビタミンＣ点滴を受けますか？」と質問したところ、１００％の医者がＹＥＳと答えた**といいます。

もちろん私もビタミンＣ点滴を支持していますし、断糖と組み合わせることで、がん治療に効果があることも経験上知っています。

以前、私が勤めていた病院のスタッフに末期がんと診断された女性がいました。

31歳で子宮がんを発症し、肺にも転移が見られるとのことで余命４ヵ月と宣告されたそうです。若いために、がんの進行するスピードが早く、抗がん剤治療をしても医者からは完治は無理だといわれたといいます。

そこで彼女には完全なる断糖に取り組んでもらい、さらには超高濃度のビタミンC点滴を1ヵ月に25回してもらいました。

すると2ヵ月後には肺に転移したがんが消え、さらに3ヵ月後には子宮に巣食っていたがんが完全に消失したのです。

完治までたった5ヵ月。その威力に、私自身も驚いたほどでした。

いまは、月に2回ほどビタミンC点滴を行っているだけで、やさしい旦那さんと元気に暮らしています。

＊末期がん患者が5ヵ月で完治した！

【心の病気・うつ】
うつは、糖が引き起こす〝脳の病〟である

性別年齢問わずに、現代人に多くみられる〝うつ〟。

中高年の自殺者の多くがうつ病が原因とされています。朝起きてもやる気が出ずに登校拒否ならぬ出社拒否をしたり、主婦であれば家事や育児が手につかなくなったり。ときには頭痛や肩こり、のどの渇きなど身体的な症状となって現れることも、うつにはあります。

実は、そんなうつも糖と深い関係にあるのです。

うつは心の病といわれるものの、そのメカニズムを辿ると原因は脳にあります。

私たちの感情を司るのは脳です。そして感情のもととなるのは脳内でつくられる

神経伝達物質（脳内ホルモン）であり、これには多くの種類があります。

なかでも重要な働きをするのが、気分を安定させ、幸福感をもたらすセロトニンや、脳を覚醒させ、恐怖や驚きを司るノルアドレナリン。そして、やる気やワクワク感、集中力を高め、心地良さなどの感情を生み出すドーパミン。

こうした脳内物質がバランスよく分泌されることによって、私たちは安定した精神状態を保つことができるのです。

ところが、糖は神経伝達物質の分泌を邪魔します。

糖尿病のところでもお話ししましたが、糖の摂取によって急激に上がった血糖値を下げるため、膵臓からインスリンというホルモンが大量に分泌されて高インスリン血症を引き起こします。インスリンが自律神経を刺激し、さらにそれが脳内ホルモンの分泌に異常をもたらすのです。

すると、どうなるか？　結果としてドーパミンの分泌量が低下します。

ドーパミンはやる気のホルモンですから、分泌量が少なくなることで意欲の低下、憂鬱《ゆううつ》感や睡眠障害をもたらし、気分が晴れず、落ち込みがちになるのです。

糖尿病患者は、うつ病になる人が多いといいます。それもこれも、糖による高インスリン血症が根本にあるからなのです。

ただ、うつ病の難しいところは心理的なストレスも大きな要因になること。仕事へのプレッシャーはもちろん、ハードワークによる精神的疲労、上司や部下、友人といった対人関係によるストレス、将来への不安など、現代人は多くのストレスを少なからず抱えていますから、断糖をするだけでうつが完治するとは残念ながらいえません。

でも、糖を抜くことで確実にうつ症状を改善することはできます。

たとえば**「気分が落ち込んで元気が出ない」と感じたときには、3日間だけでも断糖をしてみてください。それまで雲がかかっていたような頭の中がクリアになり、気分もスッキリすると思います。**

＊糖抜きは、闇の中から抜け出す手段の一つ。

【心の病気・自律神経失調症】
高インスリン血症が自律神経失調症を招く

高インスリン血症が脳内ホルモンのバランスを崩すことでうつ病を招くのに対し、自律神経のバランスが乱れることによって発症するのが自律神経失調症です。

そもそも自律神経とは私たちの意思に関係なく働く神経のこと。心臓を動かすことはもちろん、血圧調整、体温調節、食べ物の消化など、生命を維持するうえで重要な体機能をコントロールしています。

そんな自律神経には、活動するときに活発に働く「交感神経」、休むときに働く「副交感神経」と、相反する2つの神経があります。

たとえば、朝になると交感神経が動き出して仕事がバリバリとこなせるようになり、夜には副交感神経が優位となり、リラックスして体を休ませることができるなど、必要に応じてスイッチのように切り替わり、体と心のバランスをとってくれているのです。

ところが、糖の摂り過ぎで高インスリン血症になると、交感神経が刺激されます。交感神経とは活発に働くための神経ですから、精神は常に興奮し、緊張した状態に。すると血圧や心拍数は高くなり、**夜になってもリラックスできず、睡眠不足にもなりかねない。当然ながら疲れがとれずに倦怠感が残るようになる**のです。

ほかにも自律神経失調症には、頭痛やめまい、イライラ、動悸《どうき》、不整脈、むくみ、手足の冷えなどの多様な症状が見られます。それは自律神経が全身の器官をコントロールしているからなのです。

うつと同様に、自律神経に影響を与えるのは食事だけではありませんが、多くのストレスを抱える人にこそ、断糖で症状の改善を図ってもらいたいと思います。

＊糖は、不眠症から手足の冷えまで引き起こす。

【心の病気・統合失調症】

糖の中毒性が原因！ 統合失調症は断糖3日で症状が治まります

断糖によって、うつや自律神経失調症が緩和するのに対して、難病といわれる**統合失調症は症状をピタッと止めることができます。しかも3日間断糖をするだけ。**

これまで治療してきた患者さんのほぼ全員から導き出された結果です。

まだまだ不確かで断言することは難しい領域ですが、糖を抜くだけで症状が止まるということは、やはり糖が体や脳に何らかの影響を及ぼしていると考えられます。

統合失調症には幻聴などの幻覚、妄想などの症状が現れますが、これはまさに薬物依存症の患者さんに見られる症状と非常に似ています。

糖を食べると脳内にエンドルフィンという神経伝達物質が分泌されます。

これはモルヒネと同様の鎮痛作用をもつ麻薬様物質であり、幸福感や快感をもたらすため、なかなか止められないという中毒性を招きます。糖を摂るたびにエンドルフィンが分泌されれば、依存症となってさまざまな症状を招くことになる。それが統合失調症の要因ではないかと考えられます。

薬物依存症の人から、薬物が抜けるまでには3日間を要しますが、糖も同じ。断糖3日で糖が抜け、統合失調症の症状が消えるというわけです。

ただ、一つ問題なのは断糖をして統合失調症の症状が消えた人でも、再び糖を摂ってしまうとすぐに妄想が始まってしまうこと。まだまだ研究の途中です。

＊統合失調症は中毒性をもつ糖への依存が原因とも。

【心の病気・パニック障害】
血糖値の乱高下がパニック障害を引き起こす！

パニック障害のメカニズムは意外と単純です。

炭水化物などの糖質を食べると、血糖値が急激に上がります。すると血糖値を下げるためにインスリンが大量に出て、今度は一気に下がることになる。

私たちの血糖値は、食事によって緩やかに上がり、また緩やかに下がることで安定した状態を維持することができますが、血糖値が乱高下することによって自律神経に影響を及ぼし、パニック障害を招くのです。

パニック障害の症状には、突然の激しい動悸や胸苦しさ、息苦しさ、強い不安感などがあり、死ぬかと思うほどの恐怖感を感じることもあるでしょう。

一度パニック障害に陥ると、また同じことが起きるのではないかという予期不安に苛まれ、それがきっかけでまたパニック症状が出ることもあります。そんなときに糖質を食べれば、さらに症状が悪化することになるのです。

パニック障害を改善するためには、断糖をするに越したことはありませんが、低GI（グリセミックインデックス）値の食品を摂ることもおすすめです。

低ＧＩ食品とは、その食品に含まれる糖質の吸収度合いが低い食品のこと。つまり血糖値を急激に上げない食品のことです。

たとえば、精製された白いご飯や小麦粉を使用した食パンなどは高ＧＩ食品であり、血糖値を急激に上げるのに対して、はるさめや全粒粉の小麦を使った田舎パンなどは低ＧＩ食品となり、血糖値を緩やかに上げてくれます。

パニック障害を克服するためには、こうした食品を賢く利用することも大切な手段であると思います。

＊低GI食品で血糖値のコントロールをしよう。

主な食品のGI値

食品名	GI値	食品名	GI値	食品名	GI値
米・パン・麺					
玄米	56	白米	84	もち	85
そば	59	中華麺	61	うどん	80
はるさめ	32	パスタ(全粒粉)	50	パスタ(乾)	65
小麦パン(全粒粉)	50	ベーグル	75	食パン	91
野菜					
レタス	23	さつまいも	55	じゃがいも	90
大根	26	アボカド	27	にんじん	80
さやいんげん	27	大豆	30	かぼちゃ	65
いちご	29	オレンジ	31	パイナップル	65
キウイ	35	リンゴ	36	黄桃	63
お菓子					
ゼリー	46	プリン	52	ケーキ	82
パンナコッタ	47	大福	87	ポップコーン	85

食品名	GI値
肉・魚	
牛、豚、鶏、いわし、さんまなど全般	44〜52ほど
乳製品	
牛乳、ヨーグルト、チーズなど	25〜34ほど

※数値＝食品100gあたりの血糖値上昇指数。55以下は低GI。

出典：日本食品標準成分表2010

〈断糖を成功させる5つのカギ
その②〉

丹田呼吸法を取り入れる

私たちの体温調節や心臓の働き、消化機能、呼吸などは、自律神経に支配されています。その中で唯一自分の意思でもコントロールできるのが呼吸です。

呼吸法には腹式呼吸や胸式呼吸などさまざまな方法がありますが、断糖的におすすめなのは丹田《たんでん》呼吸法です。

丹田とはヘソの下三寸（ヘソの９㎝下）の部分のことであり、ここを意識して深く呼吸をするのが丹田呼吸法です。

丹田を意識しながら大きく呼吸を繰り返すことによって、自律神経が過緊張になっている場合はリラックスさせ、また日々の疲れで体機能が低下している場合は、適度に緊張を与えるなど、自律神経の調和をはかります。

こうした呼吸法は、自律神経が乱れがちな現代人にとって、さまざまな健康の回復や症状回避のためにも有効です。

第3章

3日間で実感！　断糖ダイエット

体重だけを落とすと太りやすい体質に……

昨今、さまざまなダイエット情報が蔓延《まんえん》しています。

バナナダイエットやりんごダイエットをはじめ、キャベツを食事の前に大量に食べて痩せようとする方法や、炭酸水やヨーグルトを推奨するダイエットなど、さまざまな情報が出回り、頭の中がゴチャゴチャになる人が多いのではないでしょうか。

そして「どの方法が本当に正しいのか？」と考えた末に、多くの方がもっとも安易な手段に打って出ようとします。

それは〝カロリーをチェックして、食べる量を減らすこと〟。

シンプルで分かりやすいこの方法を選択してしまうのです。

多くの方が経験済みだと思いますが、**こうしたダイエットは決してうまくいきま**

せん。空腹に耐えられず、すぐに断念することになるでしょうし、たとえ体重が落ちたとしても必ずリバウンドして元の体重に戻ることになります。それどころか、余計に痩せにくく太りやすい体質をつくることになるのです。

しかも間違ったダイエットをすれば顔色が悪くなったり、老け顔になることも。体調も悪くなり、思いがけない病気につながることもあるのです。

ダイエットの真の目的は、体重を減らすことではありません。肥満のもととなる〝体脂肪〟を落とすことです。

体脂肪が落ちた結果、体重が減る。これが本当に痩せるということ。理想的な形です。そこを勘違いしたままでは一生痩せることができないばかりか、メタボ→糖尿病→動脈硬化→心筋梗塞という恐ろしいレールにのることになりかねません。

＊体脂肪を落とすことがダイエットの極意。

断糖ダイエットで確実に痩せる！

〝体脂肪を落とす＝確実に痩せる〟。これが理想的なダイエットの在り方です。そのために必要なのは体脂肪を減らすことはもちろん、体脂肪を新たに蓄積しないこと。そして体脂肪が溜まりにくく、燃えやすい体をつくることです。もちろん、健康的に痩せるということを念頭に置かなければなりません。

そこで、断糖ダイエットでは3つのルールを設定しました。

断糖ダイエットは3日後から「あれ、ちょっと痩せてきたかも」と実感することができるでしょう。そして日々刻々と変化する体の状態を観察しながら、できれば3ヵ月間続けてください。**気がついたときには、3ヵ月前のあなたとは別人のようにスリムになっているはずです。**

【断糖ダイエット3箇条】

1. 糖質をカットする。

体脂肪の材料を取り除き、
さらには体脂肪を消費することができる。

2. 動物性タンパク質を摂って筋トレをする。

痩せやすい体の基盤をつくる大事な材料を摂る。筋肉を増やして基礎代謝アップ。

3. 有酸素運動をする。

ジョギングや水泳などの有酸素運動で、体脂肪を効率的に燃焼する。

糖抜きだけで、1／2はダイエット成功です

何といっても、痩せるための最短ルートは糖を抜くことです。

体脂肪の主な材料となる糖質を体内から取り除けば、体脂肪を新たにつくることができなくなります。

先にもお話ししましたが、体内に入った糖質は肝臓でブドウ糖に変換され、エネルギーとして消耗されるか、もしくは、体脂肪となって体に蓄積されます。

これは、かつて人類が飢餓状態を乗り越えるために体内に形成したシステムです。エネルギーとして使わなかった糖質を、とりあえず体に溜めておき、飢餓状態が来ても生き残れるように進化したためであり、どうしようもない事実なのです。

とはいえ、現代の日本人が飢餓状態に陥ることはまずありません。それどころか、摂取した糖質を使うだけのエネルギー量も必要としない状態です。**スポーツ選手や肉体労働者などのエネルギー消費量が高い人でない限り、ブドウ糖をすべて使い切ることはできず、そのほとんどが体脂肪となる運命を歩むことになります。**

ですから、体脂肪を溜めないためには、体脂肪の材料となる糖質を摂らないこと。これこそが近道であり、もっとも有効な手段といえます。

断糖によって得られるメリットがもう一つあります。

それは、エネルギー源として体脂肪が消費されること。

私たちの体内にある要素の中で、もっとも手っ取り早くエネルギーに変わるのが糖です。糖が体内に存在する限り、糖が使われることになります。

では体内に糖がなかったらどうなるでしょう？

今度は体脂肪を原料にしてエネルギーをつくることになります。つまり、糖質を摂らなければ、体にダブついている体脂肪を燃焼させることになるのです。

このように、体脂肪の原料となる糖を抜いて、すでに体についている体脂肪を消費し消耗させることができる。断糖とはまさに一石二鳥のダイエット法であり、これさえできればとりあえず、2分の1はダイエット成功といえるでしょう。

カロリーダイエットでは体重が落ちてもほとんどは筋肉の減少による体重減少なので、基礎代謝が低下してしまいます。食べればまたすぐにリバウンドすることになりますが、**断糖ダイエットは、体脂肪そのものをきちんと減らし、筋肉量を増やして基礎代謝を上げているのでリバウンドする心配もありません。**

ある程度、断糖を習慣化できれば、糖質を含む食品や料理を多少食べたところで、すぐに元に戻ることはありません。「ちょっと太ったな」と思ったときに改めて3日間ほど断糖すれば、ほどなく痩せた体を取り戻すことができるでしょう。

体重を自分自身でコントロールできるようになることが、断糖ダイエット最大のメリットともいえます。

＊糖質カットは、痩せるための一番の近道です。

危険！　カロリーダイエットの落とし穴

これまでダイエットの常識とされ、人々に根強く浸透しているカロリーダイエットには、実は恐ろしい落とし穴があります。

そもそもカロリーダイエットとは〝消費カロリー〟より〝摂取カロリー〟を抑えることで、肥満を予防するという考えの上に成り立っています。中年男性サラリーマンの1日の消費カロリーはおよそ2500kcalほどですから、摂取カロリーはそれ以下で抑えることが必要となります。

そのためにはまず、カロリーの高い脂質やタンパク質を制限し、カロリーの低い炭水化物や野菜類、果物といった食材を摂ることが基本とされます。

これがどういう状態をもたらすか、もうお分かりですね。カロリーだけを指標にすれば、糖質の摂取量が圧倒的に増えて体脂肪が増えるばかりか、体に必要なタンパク質や脂質などの栄養素が不足することになります。

さらに、カロリーを抑えるためには食べる量を減らすことも強いられます。

ダイエットによって満たされなかった私たちの体は、次第に飢餓状態に陥ります。すると体は、不足した燃料を補うために体脂肪だけでなく筋肉も壊して使うことになるのです。

筋肉は体の中で一番エネルギー消費量の多い部位。筋肉を消費すれば当然ながら筋肉量は減り、基礎代謝がします。

基礎代謝のカロリー消費は、運動代謝の約2倍！

【カロリー消費の割合】
基礎代謝：運動代謝＝ **2:1**

カロリーダイエットをするほど基礎代謝は低下し、
消費カロリーも落ちる。つまり、太りやすい体になる！

基礎代謝とは体温調節や心臓を動かすなど、生きていくために最低限必要なエネルギーのこと。運動の際に必要なエネルギーを運動代謝と呼びますが、カロリーをより必要とするのは基礎代謝であり、カロリーダイエットをして筋肉量が低下すれば、おのずと基礎代謝も低下することに。そして基礎代謝が低下すれば消費カロリーも落ちて、より痩せにくい体になるのです。

もちろん、空腹に耐えながらのカロリーダイエットは決して長続きしません。基礎代謝が低下した体で再び普段と同じような食事をすれば、リバウンドどころか、さらに体脂肪を蓄積することになりかねません。

食べたい欲求を我慢して、お腹も心も満たされず、さらにはどんどん太りやすい体質に。カロリーダイエットはそんな悪循環への入り口なのです。

＊カロリーダイエットは肥満への近道です。

肉は最高のダイエット食！

断糖ダイエットにおいて、とくに重要な役割を果たすのが肉類や魚介類、卵などに多く含まれるタンパク質です。**「カロリーが高い」といった理由だけで嫌われてきたこうした食材こそ、痩せる体をサポートするためには必要不可欠**です。

なかには「タンパク質なら大豆や豆腐製品でも摂れるのでは？」と思う方がいるかもしれませんが、植物性食品と動物性食品には決定的な違いがあります。

それは含有される必須アミノ酸の〝質〟と〝量〟です。

タンパク質を構成するアミノ酸には20種類ほどあります。

そのなかで人間の体内ではどうしてもつくれないものを必須アミノ酸といい、食事から摂らなければならない栄養素なのです。

必須アミノ酸は全部で8種類あります。バリン、ロイシン、イソロイシン、スレオニン、メチオニン、リシン、フェニルアラニン、トリプトファン（最近ではヒスチジンを加えて9種類という説もあります）です。

肉や魚などの動物性食品には、こうした必須アミノ酸がまんべんなく、しかも豊富に含まれています。

その食品に必須アミノ酸がどれくらい含まれているかを表す基準に〝アミノ酸スコア〟があります。たとえば、豚肉や牛肉、魚肉、牛乳、卵などのアミノ酸スコアは100点。これに対して大豆は86点です。

アミノ酸スコアが高いほど良質なタンパク質であることを示し、より効率的に活用できる食材といえます。

先ほどお話ししたように、基礎代謝を高めて消費カロリーをアップさせるためには筋肉が必要です。筋肉量が低下すれば、それだけ基礎代謝が低下して太りやすい

食品のアミノ酸スコア

100点	牛肉、豚肉、魚、卵、牛乳、ヨーグルトなど
90点代	そば、ベーコン、しじみ、チーズなど
80点代	さつまいも、豆腐、キウイ、昆布など
70点代	しいたけ、いか、とうもろこし、にらなど
60点代	ごはん、じゃがいも、バナナ、いちごなど
50点代	ニンジン、キャベツ、アーモンド、りんごなど
40点	食パン、うどん、玉ねぎ、トマトなど
40点未満	即席麺、白菜、ぶどう、スイカなど

※アミ酸スコアが高いほど、効率的に筋肉の材料となる。

出典:日本食品標準成分表2010

体になります。

体脂肪を溜めにくく、痩せやすい体をつくるためには筋肉が必要であり、その筋肉の材料となるのがタンパク質です。そしてアミノ酸スコアが高い動物性食品こそ、より効率的に筋肉をつくる材料となるわけです。

タンパク質は筋肉の材料となるほかにも、骨やあらゆる臓器、血液、皮膚、そしてホルモンや酵素の材料としても不可欠な栄養素です。

私たちの細胞は生きている限り、再生し続けます。

常にタンパク質を必要としていますから、もし不足すれば、基礎代謝が落ちるだけの話ではなく、各細胞を丈夫に作り替えることができずに、機能も低下することになってしまうわけです。

もちろん、食べるときには肉の選び方などにコツが必要であるものの（１５０ページ参照）、カロリー制限という間違った情報に惑わされて、「肉類は控えています」「コレステロールが高い卵も摂りません」といった食事をしていれば、いつしか体に不具合が生じることにもなりかねないのです。

また、カロリー制限の視点からみたときにも、肉類などの動物性食品がおすすめの理由があります。

それは食べ過ぎになる心配がないこと。

炭水化物を摂ると、脳内にエンドルフィンという麻薬様物質が分泌されるため、「いくら食べても、まだ食べられる」という中毒状態に陥りますが、肉や魚などは食べられる量に限界があります。

タンパク質はある程度まで摂取すると、満腹状態になって心も満たされて、それ以上食べたいとは思わなくなるのです。

＊肉は痩せやすい体の基盤をつくる。

日本人に多く見られる「粗食」の悪影響

ダイエットに有効な食事といえば、何はさておき「伝統的な和食」、もしくは玄米を中心とした「粗食」という人もいるでしょう。

そして、決まって引き合いに出されるのが〝肥満大国〟であるアメリカとの食文化の違いです。

確かにアメリカでは、20歳以上の65％（1億7000万人）、子供においても34％以上が肥満であるとされています。そんなアメリカ人から見れば日本人は圧倒的に痩せています。そして日本人に、アメリカ人のようなひどい肥満症が少ないのは「日本の食生活が健全である証拠」と考えられています。

それにもかかわらず、日本食にとって大事なご飯などの炭水化物を断ち、欧米型の肉食を進めるのは「いかがなものか?」という声が聞こえてきそうですが、そこには明確な理由があります。

そもそも**日本人に肥満症が少ないのは、アメリカ人と比べてインスリンの分泌量が遺伝的に少ないためであり、肥満症よりもむしろ糖尿病を発症しやすいから**だといわれています。日本人は肥満になるよりも前に、糖尿病に陥ってしまうため、なかなか肥満症になることができない、というわけです。

日本人のほうが、脳梗塞や心筋梗塞などのリスクがアメリカ人よりも高いのはそのため。

むしろ、日本人に多く見られるリスクを可能な限り排除することが大切であり、そのためにも糖質を制限し、タンパク質を摂ることが有効だと考えます。

*肥満と病気、両方のリスクをなくすのが断糖。

「コレステロール＝悪」神話はデマである

「肉をたくさん食べてください」と説明すると、多くの方から「コレステロールの摂り過ぎになりませんか？」という質問を受けます。

何かと悪者にされがちなコレステロールですが、そこには誤解があります。

そもそも「コレステロールが動脈硬化の原因である」とされたきっかけは、1913年にロシアの医学者であるアニスコフ氏が発表した実験結果に端を発します。

その実験とは「ウサギにコレステロールを含むエサを食べさせたところ、大動脈にコレステロールが沈着し動脈硬化が起きた」というものでした。

この実験の問題点は、ウサギは草食動物であり、小腸から100％コレステロールを吸収してしまう性質があること。それに対して人間を含む肉食動物はコレステロールの吸収を小腸で調整することができますから、根本的に間違っています。

また、人間にはそもそもコレステロールを肝臓でつくるという機能が備わっています。なぜなら、それほどコレステロールが体にとって重要だからです。

私たちの体をつくる60兆個の細胞一つ一つの膜をつくる材料になるだけでなく、さまざまなホルモンや胆汁酸などはコレステロールからできています。それほど大事な要素にもかかわらず、食べ物から摂取できるのは全体の5分の1ほどしかありません。むしろ、コレステロールの高い食材を摂ることは、コレステロールを製造する肝臓の負担を減らすためにも有効といえます。

第2章でお話ししたように動脈硬化の本当の原因は糖質であり、コレステロールではありません。昨今では、コレステロール値が低い人ほど、がんによる死亡率や認知症になる確率が高くなるといわれています。

＊低コレステロールこそ危機を招く！

野菜だけのダイエットは有効か？

ダイエットのために「肉は摂らず、野菜を中心とした食生活をしています」という方がいます。

確かに菜食主義者（ベジタリアン）の方々は痩せています。宗教上の都合や道徳・倫理観など、さまざまな理由からベジタリアンとなるため、是非は問いませんが、**断糖の視点では、圧倒的にタンパク質や脂質が不足するためおすすめできません。**

しかも野菜には糖質を多く含むものも多様にあります。痩せることはできても、健康に痩せられるのかといえば、そこには疑問が生じます。

とはいえ、私も以前はバリバリのベジタリアンでした。

朝は野菜ジュースか果物、昼と夜には野菜や穀物などを中心とした食事をとり、睡眠時間は2時間半。当時はとても元気で、常にハイテンションな状態でした。

ロシアの特殊部隊の訓練を受けたこともありますし、標高5895mを誇るアフリカ大陸最高峰のキリマンジャロの登頂に成功したのもその頃です。今、振り返ると「病気だったのでは?」と思うほどの精神状態でした。

しかも、それほど活動しているにもかかわらず野菜や穀物中心のベジタリアンでしたから、とにかく体はガリガリに。激痩せとともにだんだん食べること自体が面倒になり、次第に元気もなくなってしまったのです。

ベジタリアンを続けること1年半。食欲もやる気も失せるような食生活がいいはずはありません。まもなく普通の食生活にシフトチェンジすることに。

そして今、私は断糖を実行。精神的にも肉体的にも充実した毎日を送ることができていると実感しています。

＊私の場合、およそ1年半で気力が失われました。

1日に摂るべきタンパク質の量

これまでタンパク質の必要性を説明してきました。では、私たちはどれくらいのタンパク質を摂るべきなのでしょうか。

日本人が1日に必要とするタンパク量は、成人の場合、男性50g、女性40g（推奨量は男性60g、女性50g）とされています。

しかし、だからといって男性ならば単純に50〜60gの肉を食べれば摂取できるのかというと、残念ながら、そう簡単にはいきません。

肉類や魚介類には、タンパク質のほかにも水分や食物繊維なども含まれていますから、そうした要素を差し引いた上で、タンパク質を算出する必要があります。

たとえば、牛ヒレ肉100gからタンパク質だけを取り出すと、およそ20gしか摂取できない計算に。鶏のささみ肉は23g程度です。1日に60gのタンパク質を摂取しようとすれば200g以上の肉や魚が必要ということになります。

素材選びもポイントです。肉を選ぶときには脂身の少ない赤身肉がおすすめ。牛バラ肉などのタンパク質量は12g程度ですから、**赤身肉のほうがタンパク質含有率が高く、しかも余計な飽和脂肪酸を摂らずにダイエットにも向いています。**

また、肉や魚で足りない分は卵や豆腐で補うようにしてください。

1日の必要量は一度に食べるのではなく、朝70g、昼60g、夜70gなどと分けて食べることがおすすめです。

＊毎日続けて摂ることが大切です。

100gから摂取できるタンパク質量

肉類	タンパク質(g)	魚介類	タンパク質(g)
牛すじ	28.4	マグロ(赤身)	26.4
牛ヒレ肉	21.3	カツオ	25.8
牛レバー	19.6	サケ	22.3
牛もも肉	19.5	タイ	21.7
牛肩肉	16.8	ブリ	21.4
牛サーロイン肉	16.5	サバ	20.7
牛タン	15.2	マグロ(とろ)	20.1
牛バラ肉	12.5	イワシ	19.8
豚ヒレ肉	22.8	カレイ	19.6
豚もも肉	20.5	サンマ	18.5
豚レバー	20.4	タラ	17.6
豚肩ロース肉	17.1	タコ	21.7
豚ロース肉	19.3	カニ	20.6
豚バラ肉	14.2	エビ	18.4
鶏ささ身	23.0	イカ	18.1
鶏むね肉(皮なし)	22.3	ホタテ	17.7
鶏むね肉(皮つき)	19.5	**豆類**	**タンパク質(g)**
鶏もも肉(皮なし)	18.8	もめん豆腐	6.6
鶏もも肉(皮つき)	16.2	絹ごし豆腐	4.9
鶏レバー	18.9	**その他**	**タンパク質(g)**
鶏手羽先	17.5	たまご	12.3

出典：日本食品標準成分表2010

体脂肪を燃焼させる、〝正しい〟有酸素運動のすすめ

糖質をカットすることで体脂肪のもとになる材料を取り除き、スリムな体をつくるための必需品である動物性タンパク質を取り入れるだけでも、十分に痩せやすい体になるとは思いますが、より「効率良く痩せる」ことを念頭に置いたとき、ぜひ取り入れてほしいのが有酸素運動です。

有酸素運動には正しいやり方があります。

スポーツジムに行くと、ランニングマシーンで、玉のような汗をかきながら走っている人を見かけますが、残念ながら、これでは痩せることができません。水分補給をしたらそれで終わりです。それまでの苦労も水の泡になってしまいます。

これの何がいけないのでしょう？　それは〝走っているときの脈拍数〟です。

ランニング中に汗をだらだらかいているのは、脈拍数が上がりすぎている証拠であり、有酸素運動にはなっていません。結果として脂肪を燃焼させることはできていないのです。

脂肪を燃焼するためには〝有酸素運動ゾーンの脈拍〟にする必要があります。

それ以上でも以下でもだめ。**有酸素運動ゾーンの脈拍で走ることによってはじめて体脂肪が燃焼される**のです。

（断糖では、最大心拍数（２２０―年齢）の70～80％で運動することをすすめています）

また、筋肉トレーニングをすることもおすすめです。

私たちの体の中でもっともエネルギー消費をするのが筋肉です。筋肉量を増やすことが、基礎代謝を上げて効率良く痩せるための一つのテクニックといえます。

運動のやり方に関しては第5章で詳しく紹介します。ぜひ参考にしてください。

＊「食事＋運動」でより効率的にダイエット。

〈断糖を成功させる5つのカギ その③〉

白湯を飲む

「朝起きたらコップ1杯分の白湯《さゆ》を飲むと体にいい」とよく言いますが、これは断糖にも共通する方法だと思います。

断糖では肉類や魚介類などのタンパク質の摂取量が多くなるため消化機能を高めることはとても大切だからです。

消化機能が低下すればせっかく食べた食材の栄養をきちんと利用することができないばかりか、腹痛や便秘、下痢などの症状を引き起こすことにもなりかねません。そうならないためにも消化力をきちんと高めることが必要なのです。

もちろん白湯は朝だけではなく、いつ飲んでも大丈夫です。対して冷たい飲み物は内臓を冷やして消化機能を低下させるだけですから避けたほうがいいでしょう。また炭酸水も消化能力を下げる原因になるので、極力控えてください。

第4章

ボケない断糖の法則

日本人の大好きな〝甘辛味〟が老化を招く⁉

これまで、糖質がメタボリックシンドロームを招き、あるいはさまざまな病気の原因となって健康を脅かす、という話をしてきました。

実はもう一つ、糖質は由々しき事態を引き起こします。

それは〝老化〟。**糖質によって老化は一気に加速する**ことになります。

そもそも老化とは、加齢とともに必ず生じる細胞やホルモンの機能低下のほかに、さまざまな要因によって、そのスピードやレベルを変化させます。

たとえば、睡眠不足や精神的ストレス、暴飲暴食、たばこなどによって体内にはフリーラジカルが発生します。これは、細胞を酸化させる老化物質。酸化によって細胞を傷つけて機能を低下させ、または細胞そのものを死滅に追い込むことで老化を早める悪者であり、いろいろな健康本に登場する〝活性酸素〟もこの仲間です。

そして、そんなフリーラジカル同様の凶悪性をもつ老化物質があります。

AGEs（Advanced Glycation End Products＝終末糖化物質）です。

プロローグでも少しふれましたが、簡単にいえば「タンパク質と糖が加熱されてできた物質」であり、これが非常に強い毒性をもつ老化物質なのです。

具体的に説明しましょう。タンパク質と糖を一緒に加熱することでAGEsができるわけですから、鶏肉（タンパク質）をみりん（糖）や醤油とともに焼きつける〝照り焼き〟や、牛肉（タンパク質）と砂糖（糖）などを材料につくる〝すき焼き〟もまたAGEsをたっぷり含んでいることに……。

残念ながら、**日本人が大好きな〝甘辛料理〟は老化を招く要因になる**のです。

＊〝照り焼き〟も〝すき焼き〟も老化のもとに！

老化とは、細胞の糖化でもある

老化の原因物質となるＡＧＥｓが体内に溜まるルートは２通りあります。

まずは、食べ物などから取り込む場合。先ほども述べたようにタンパク質と糖が加熱されてできた料理にはＡＧＥｓが大量に含まれています。

鶏の照り焼き、すき焼き、牛丼、魚の煮付けといった料理はもちろん、小麦粉（糖）と卵や牛乳（タンパク質）を混ぜ合わせて焼き上げるホットケーキやパン、ドーナツ。それから、**ポテトチップスやフライドポテトにもＡＧＥｓが大量に含まれています。**

また、体内でつくられる内因性のＡＧＥｓもあります。

糖の摂り過ぎによって血中のブドウ糖が過剰になると、体の細胞や組織を形成しているタンパク質に糖が結びつき、体温で熱せられて糖化現象が起きます。とくに糖尿病患者は、体内に糖が多いためＡＧＥｓをつくりやすい状態にあります。悪化すれば、糖化したタンパク質が目のレンズや角膜・網膜に蓄積して老人性白内障を招いたり、腎臓粘膜や神経末端にとどまることによって腎不全や神経障害などを引き起こしやすくなります。

また、ＡＧＥｓは同じく老化物質である活性酸素を産生し亢進《こうしん》させ、私たちの体に酸化ストレスをもたらします。つまりは病気や老化の元凶となる活性酸素をパワーアップさせてしまうことになるのです。

人によっては「タンパク質を抜けばいいじゃないか」と思うかもしれませんが、何度もお話ししてきたように、タンパク質は体をつくる大事な要素です。不足すれば、細胞をきちんとつくり替えることができずに体機能は低下。追い打ちをかけるようになりますので老化スピードを上げることになります。「そうしたら、もう照り焼きを食べることはできないのか……」と嘆く人もいるでしょう。でも、ご安心を。138ページに一つの打開策を用意していますから、ぜひ参考にしてください。

いずれにせよ**老化物質であるＡＧＥｓは、糖が原因**です。

活性酸素などのフリーラジカルは、呼吸をするだけでも体内に発生するため、そのすべてを排除しようとしてもなかなか難しいもの。

それに対してＡＧＥｓは断糖さえすれば発生を抑えることができる。糖を抜くだけですべてが丸く収まるのです。

＊ＡＧＥｓは老化予防のためのキーワードです。

ＡＧＥｓがコラーゲンを破壊！
実年齢より〝老け顔〟に

ＡＧＥｓの影響をもっとも受けやすいのは体内のコラーゲンです。

コラーゲンはタンパク質の一種でもありますから、タンパク質が糖と結びつく（糖化する）ことで多大な被害をこうむることは想像に難くないでしょう。

糖化するとコラーゲン本来の弾力性が失われて、張力もダウン。すると体のいろいろなところに不具合が生じることになります。

たとえば、その人の第一印象を左右する「肌」。

肌のハリや弾力を保っているのはコラーゲンですから、これが糖化すれば、肌はカサカサに乾燥してシワが増えることに。次第にほうれい線がくっきりと刻まれ、皮膚もたるみがちになるなど、実年齢よりも〝老け顔〟に見られることになりかねません。

さすがに20代の頃のようになることはできないかもしれませんが、糖を抜いてAGEsを発生させなければ、若々しさを取り戻して維持することはできます。

また、頭から足の先まで、体内中に張り巡らされる「血管」にとってもコラーゲンは重要です。

血管にコラーゲンが十分にあると、しなやかで柔軟性のある血管を維持できます。血流に合わせて自由に伸び縮みできますから、高血圧予防にもなるでしょう。

ところが反対に、AGEsによってコラーゲンが破壊されれば、柔軟性もしなやかさも失せ、血管はもろくなります。すると血流が悪くなり、血栓ができる可能性も高くなることに。血管内壁にAGEsが溜まれば動脈硬化を引き起こし、脳梗塞や心筋梗塞を招くことにもなりかねないのです。

＊「肌」や「血管」は〝脱・AGEs〟で若返る。

腰痛や膝痛、ロコモを予防する秘訣

老化は、足腰にも現れます。

スムースに立ち上がることができなくなったり、ちょっとした段差で躓《つまず》いてしまったり。ときには転倒するときにうまく受け身をとれずに骨折し、それが引き金となって寝たきり生活や要介護生活を強いられることにもなりかねません。

そんな事態を予防するためにもＡＧＥｓの発生を抑えることは有効といえます。なぜならコラーゲンは「骨」や「関節」においても大切な要素だからです。

意外と知られていませんが、骨の中核を形成しているのはコラーゲン線維であり、カルシウムやミネラル分をつなぎとめる〝まとめ役〟としての働きもあります。

ですから、いくらカルシウムやミネラルを補給してもコラーゲンが不足していれば、骨の強度は低下して、骨粗鬆症《こつそしょうしょう》などを引き起こすことになるのです。

また関節においてコラーゲンは、骨と骨の間のクッション役である軟骨の約50％を占める大事な材料です。コラーゲンがあることで関節をなめらかに動かすことができます。当然ながらコラーゲンが破壊されれば軟骨は摩耗して、骨と骨がぶつかり合い、軋《きし》みを起こして痛みを生むことになるのです。

断糖によって、老化物質であるＡＧＥｓの発生を抑えることはもちろん、体脂肪を減らして体重を落とすこともできますから、加齢とともに生じやすい**腰痛や膝痛、そして高齢者の女性に多く見られる変形性膝関節症などによるロコモティブシンドローム（ロコモ）を予防することも可能**といえます。

断糖において重要なポイントとなる〝タンパク質の摂取〟もまた、老化予防に不可欠な問題です。

私たちの体は常に新陳代謝を繰り返していますから、新しい細胞をつくるためのタンパク質が不足すれば細胞は劣化し、機能も低下。免疫力が落ちて、老化が早まることになります。

とくに歳をとると筋肉量が低下し、歩行能力も落ちます。

それにもかかわらず「もう歳だから肉は必要ないでしょう」「カロリーが高いから肉は食べません」など、間違った情報に振り回されて、肉類などのタンパク質の摂取が不十分になれば、昨今、懸念されているサルコペニア（全身の骨格筋・筋量が減少する症状）にもなりかねないのです。

高齢化社会を長く太く乗り切るために、そしていつまでも若々しく、自立した老後を楽しむために必要な条件が、断糖には整っています。

＊自立した老後を迎えるカギは断糖にあり。

AGEsがアルツハイマー病の原因に？

近年明らかになってきたのがＡＧＥｓとアルツハイマー病の関係です。

アルツハイマー病とは日本で認知症を引き起こす原因のうち、もっとも割合の多い疾患といわれ、記憶障害や認知障害を起こして、社会生活に支障をきたす状態のことを指します。

いまだに不確かな要素が多く、詳しいメカニズムは解明されていませんが、脳にβ－アミロイドと呼ばれるタンパク質からなる老人斑の発生や、糸状に神経原線維変化が起こることなどが神経細胞に障害を起こすといわれています。

そこで、気になるのがＡＧＥｓによる脳への影響です。

脳内のタンパク質が糖化することによって、アルツハイマー病の原因の一つであるβ－アミロイドが発生します。これが老人斑と呼ばれる斑点となってシミをつくり、神経細胞を死滅させてアルツハイマー病を招くと考えられます。**アルツハイマー病患者の脳のタンパク質には、糖化が多く見られるという報告も数多く上がっています。**

また、アルツハイマー病のほかにも、ＡＧＥｓは神経変性疾患も招くといわれています。

たとえば、手足の震えや筋肉のこわばりなどの症状が出るパーキンソン病や、神経細胞を破壊して認知症を招くクロイツフェルト・ヤコブ病などにもＡＧＥｓは関与しているとされ、研究が続けられています。

＊糖を抜けば、ボケ防止にもつながります。

賢く使いたい〝老化しない甘味料〟

とはいえ、やっぱり日本人は概して〝甘辛い味〟が好きです。ときにはどうしても、照り焼きや牛丼、魚の煮つけが恋しくなることもあるでしょう。

そんなときに活用してほしいのが、血糖値を上げない甘味料。AGEsのもとにならない〝**老化しない甘味料**〟です。これまで使用してきた上白糖やグラニュー糖などの砂糖や、はちみつ、みりんなどはAGEsを増加させますから避けましょう。

その代わりに使ってほしいのは天然由来で体に吸収されにくい性質の、糖アルコールなどの甘味料です。エリスリトールや羅漢果《らかんか》エキス、ステビアなどありますが、一番のおすすめは「ラカントS」。料理に甘味を加えたいときにお使いください。

良い甘味料、悪い甘味料

良い甘味料

ラカントS
エリスリトール
羅漢果エキス
ステビア
甘草
アセスルファムカリウム

悪い甘味料

砂糖(上白糖、グラニュー糖、黒糖、ザラメ糖、三温糖、和三盆など)、はちみつ、果糖ブドウ糖液糖、水あめ、還元水あめ、還元麦芽糖、ショ糖、みりん、ソルビトール、キシリトール、トレハロース、デキストリン、還元でんぷん糖化物、異性化糖、オリゴ糖、りんご酢、やさいエキス

※参考：HP「Dr.Araki's LOWCARB FOODS」

〈断糖を成功させる5つのカギ その④〉

人のために何かをしてみる

病気や老化を予防して健康的に長生きするためには、高い免疫力を維持することも大切です。

免疫力を上げるために、私がおすすめする方法は「人のために何かをしてみる」ということ。まったく関係がないように見えて、こうしたことがとても重要なのです。

実践するときのポイントは「見返りを期待しないこと」。

相手は家族や友人はもちろん、会社の同僚や道ですれ違った赤の他人でも誰でもかまいません。

損得ではなく、純粋にその人のために何かをすることで、次第に自分の自分に対する評価はアップ。自己評価が上がると、自信のある行動がとれるようになり、人生の壁にぶつかったときも、苦しいことをも乗り越えられるようになります。

するとさらに自己評価が上がり、気分良く毎日を過ごせるようになる。気分が上がれば、おのずと免疫力も上がるのです。

第5章

人生を変える「断糖マニュアル」

糖断ち「3日」で体は変わる

ここからは、断糖の具体的な方法を紹介します。まずは、一つ提案があります。断糖を始めたら「3日間」は頑張って続けるようにしてください。

というのも、私たちの体のサイクルは「3」がポイントだからです。

たとえば、摂取した糖質が体脂肪に変わるのは3日後です。またニコチンやアルコールによる中毒性が体から抜けるのも3日後であり、統合失調症患者などの症状が消えるのに要する時間も断糖からおよそ3日です。三日坊主という言葉もありますね。

また、何かを習慣化するのには3週間が必要とされ、一般的な食事療法も3ヵ月をめやすに評価することが多いです。

３日間断糖を続けることができれば、お腹が凹み、体重が低下するなど、少なからず体は変わります。心境にも何らかの変化が起こりやすくなるでしょう。

試しに糖を３日間抜いた後、真っ白いご飯を食べてみると、体がずっしりと重くなったように感じると思います（本当はやらないほうがいいのですが……）。体から糖が抜け、糖が体になじみにくくなった証拠です。

一般的には「少しずつ糖をやめればいいのでは？」「急にやめることは難しい」と思うかもしれません。

もちろん、少しずつ糖抜きを進めていくのも一つの手ですが、私としては一気にスパッとやめることをおすすめします。

アルコール中毒の場合を考えてください。どんなに頑張って禁酒をしても、一口飲んでしまえば一巻の終わりでしょう。薬物中毒にしても同じです。

脳内に快楽物質が分泌されるような状態を少しでも招く、つまり糖質を少しでも摂取してしまえば、糖質による中毒性からいつまでも抜け出すことができずに、すぐさま元の食生活に戻ることになりかねないのです。

ですから、**いきなりスパッと断糖を始めるほうが得策。意外と長続きさせることができる**と思います。

また、断糖を始めるにあたって一つ、良い方法があります。

それは「自分のために」断糖をするのではなく、「人のために」実践すること。妻のため、子供のため、年老いた両親のためなど、自分にとって大切な人のことを考えてみます。自分が病気を患えばお金や時間がかかるだけでなく、精神的な苦痛やストレスなど、周りの人間に多大な迷惑をかけることになるでしょう。

誰しも、大切な人にそんな苦労はかけたくないもの。

だからこそ「人のために」。それだけで断糖を続ける意志が強くなるのではないでしょうか。

＊スパッとやめることが長続きの秘訣です。

実践！「断糖食」5つのルール

【食事編】

①間食・デザートはやめる
②ご飯・パン・麺類は食べない
③動物性脂質はできるだけカット
④野菜は添える程度でＯＫ
⑤果物は食べない

※次のページから詳しく説明していきます。

①間食・デザートは体の負担になるだけ

断糖において、糖質を含む甘いお菓子やケーキは御法度です。

「デザートは別腹」などといいますが、これまでもお話ししてきたように、甘い物が食べたくなるのは、糖の中毒性によるものですから、断糖を始めれば自然と甘いデザートがほしいとは思わなくなるはずです。

ポテトチップスなどのスナック菓子や米を原料につくられるせんべい、おかきも糖質たっぷりですから摂ることは避けるよう心がけてください。

また「間食」は人間の消化能力からみてもおすすめできない行為です。

たとえば、12時にランチを食べて、15時におやつを食べたとします。

消化能力は人によって異なりますが、胃の中に入った食べ物を消化するためには最低でも４～５時間かかるといわれています。15時の時点では、まだ胃の中に12時に食べたものが消化途中で残っているわけです。

にもかかわらず、15時に新しい食べ物が入ってくれば、私たちの胃はそちらを消化しようと頑張ります。つまり、12時に食べた物は未消化物として胃の中に長時間滞留することになるのです。胃の中の未消化物は次第に腐り、毒物を発生させます。そして、体調に何らかの悪影響を及ぼすことになるのです。

お腹いっぱい食べれば、次の食事までお腹がすくことはないでしょう。

「どうしても小腹がすいた！」という場合は、ゆで卵や寒天ゼリー（糖質ゼロ）、紀文の「とうふそうめん風」（添付のたれはＮＧ）など、糖質を含まないものを選ぶようにしてください。

＊どうしても小腹がすいたら糖質ゼロのものを！

②「主食」という概念をなくしてみる

ご飯やパン、麺類を食べないという食事の在り方は、日本人にとって意外とハードルの高いことかもしれません。昔から「主食」「おかず」という概念の中で食事をしてきたからです。

でも、こうした考え方をするのは日本人だけ。

外国人には前菜やメインといった区分けがあるだけで、パンはあくまでも添え物でしかありません。肉食動物である人間（47ページ参照）にとって、炭水化物を主食とすることは、飢餓を乗り切るための一つの策だったのです。

そこで**「主食」という概念を頭の中から取り払いましょう。**そのかわり、食事の献立を考えるときにまず頭に浮かべてほしいのがタンパク質です。

「肉にしようか？」それとも「魚をメインにしようか？」、「この時季なら秋刀魚《さんま》がおいしい」「久しぶりに羊肉のしゃぶしゃぶがいいな」という具合に、動物性タンパク質を主軸に食事内容を考えるとうまくいくと思います。

これは外食するときにも参考にしていただきたい考え方です。

１７６ページでも紹介しますが、お店選びやメニュー選びもタンパク質から考えていただくと、すんなりと決まるはずです。

ちなみにＮＧなのは、ご飯、パン、うどん、そば、ラーメン、そうめん、スパゲッティ、マカロニ、ビーフン、春雨など、米や小麦粉、豆のでんぷんからできているもの。

またトウモロコシや、じゃがいもやさつまいもなどのいも類、それらを原料にした片栗粉やコーンスターチにも糖質はたっぷりと含まれています。

＊食事は「メインは何にしよう？」から始めよう。

③ 肉類は〝赤身〟が基本です

動物性タンパク質である肉類はたくさん食べてほしいものの、肉の脂肪酸は私たちの体内で合成できるものが多いため、それほど必要ではありません。

摂取してほしいのは、あくまでも肉に含まれる必須アミノ酸。つまり動物性タンパク質なのです。

そこで、**効率的に必須アミノ酸を摂るために利用したいのが〝赤身肉〟です。**

牛肉ならサーロインより、モモ肉やヒレ肉、豚肉ならバラ肉よりもロース肉やヒレ肉というように、脂肪分の少ない部位を選ぶことがおすすめです。

高級牛(霜降り)のようなブランド品は断糖には必要ありません。脂肪分の含有量が高く、タンパク質は一般的な赤身肉の半分以下ほどしか含まれていないからです。

肉の脂肪分の少ない部位、多い部位

脂肪分の少ない部位

鶏ささみ	100kcal
鶏むね肉(皮なし)	108kcal
豚ひれ肉	115kcal
豚もも肉	130kcal
牛ひれ肉	133kcal
牛もも肉	140kcal
鶏むね肉(皮付き)	190kcal
ラムもも肉	217kcal
ラムロース肉	227kcal

脂肪分の多い部位

牛ばら肉	517kcal
牛サーロイン	498kcal
牛リブロース	468kcal
牛肩ロース	411kcal
ベーコン	405kcal
豚ばら肉	386kcal
合鴨	333kcal
牛肩	286kcal
豚ロース	263kcal
豚肩ロース	253kcal

出典：日本食品標準成分表2010

また、肉はできるだけシンプルに調理することが理想的です。

私がよく実践するのは、羊肉（薄切り）をしゃぶしゃぶにしたり、豚ロース肉をオリーブオイルでさっと炒めてみたり。このとき、塩などの調味料を使わなくても肉のもつ旨味や塩味だけでも十分おいしくなりますよ。

＊魚介類は青魚を中心に摂取しましょう。

肉同様に摂ってほしいのが魚介類です。

魚介類のとくに青魚にはＥＰＡ（エイコサペンタエン酸）やＤＨＡ（ドコサヘキサエン酸）という優秀な脂肪酸が豊富に含まれています。これらは、ほかの脂肪酸同様に細胞膜や赤血球の材料となるだけでなく、血液サラサラ効果や脳細胞の活発化をサポートする機能性の持ち主として注目を集めています。貝類や甲殻類などもヘルシーで多様な栄養の持ち主ですから、積極的に活用しましょう。

④意外？　野菜にも糖質がいっぱい！

一般的な健康本とは少し意見が異なりますが、断糖をするときには野菜類は必要ありません。なぜなら、野菜には糖質がたっぷりと含まれているからです。

「健康のために」「ヘルシーだから」と野菜を摂り過ぎれば、体脂肪は増えてしまい、さまざまな病気や老化を招きやすくなります。

たとえば、にんじん、ごぼう、れんこんなどの「根菜類」はまさに糖質の宝庫です。にんじんを煮ると甘くなるでしょう？　まさに糖質を含んでいる証拠といえます。また、玉ねぎや長ねぎなどのねぎ類や、トマトやかぼちゃといった暖色系野菜も糖度が高めです。

糖質が少ないのはアボカドやもやし、スプラウト系の野菜、ハーブ類も少量なら大丈夫です。また、ほうれん草や小松菜、ニラの青い葉部分には糖質は比較的少ないので食べても良いと思います（188ページ参照）。

当然ながら「ビタミンやミネラルが不足するのでは？」と懸念される方が多いでしょう。後ほど詳しく説明しますが、こうした**栄養素を効率的に摂ろうと思ったら、肉や魚を常食にするほうが遥かに理想的**といえます。あえて野菜から摂る必要はありませんから、心配は無用です。

ただし、食物繊維は必要不可欠。腸内環境を整えるためにも、善玉菌を優位な状態にするためにもきちんと摂取しておきたいものです。

おすすめはわかめや昆布、もずく、海苔《のり》、ひじきといった海藻類、しめじやえのき、舞茸などのきのこ類、そして小麦の外皮であるふすまも利用価値の高い食材です。昨今は小麦粉の代わりにふすまを材料にしたパンなどもありますから、お試しを。

＊健康生活において野菜をたっぷり摂る必要なし。

⑤果物には体脂肪になりやすい〝果糖〟がたっぷりと含まれている！

果物には糖質がたっぷりと含まれています。

しかも、炭水化物や砂糖に含まれるブドウ糖とは違い、果物に含有されているのは糖の中でもっとも甘い〝果糖〟であり、実は中性脂肪になりやすいという性質の持ち主なのです。ダイエット中の女性がよく**「朝はフルーツだけ」「おやつはヘルシーに果物を食べています」といいますが、はっきりいって逆効果**です。果物を摂り過ぎれば肥満を招くことにつながります。

そんなことをいってもにわかには信じられないかもしれませんね。たとえば、**りんご１個（２５０ｇ）の中にはおよそ33ｇの糖質が含まれています。１個４ｇの角砂糖に換算すると８個以上の砂糖を摂っていることになる**のです。

バナナ1本分（90g）にはおよそ19g、グレープフルーツ1個（210g）には18gほどの糖質が含まれています。

しかも、それが体脂肪に変わりやすいのですから、余計に果物が怖い存在であることがお分かりいただけるのではないでしょうか。

近年は糖度の高さをアピールする果物も多く出回っていますから気をつけてください。

残念ながら、ドライフルーツもNGです。乾燥させることによって、糖質が凝縮した状態になりますから、フレッシュな果物以上に避けたい食材といえます。

＊果物はできる限り摂らないほうがいい。

果実に含まれる糖質量

果実	量(目安)	糖質量
りんご	1個	32.8g
グレープフルーツ	1個	18.9g
バナナ	1本	19.3g
もも	1個	15.1g
みかん	1個	8.2g
いちご	1個	1.1g
アボカド	1個	1.3g
ぶどう	1房	19.8g
メロン	1個	15.7g
スイカ	1個	138g
キウイフルーツ	1個	9.4g
ドライフルーツ	**量(目安)**	**糖質量**
レーズン	100g	76.6g
干しあんず	100g	60.6g
干しいちじく	100g	65.2g

出典：日本食品標準成分表2010

ビタミン類やミネラル分は肉や魚を常食すれば不足しません

さて、野菜や果物が食べられないとなると、みなさんは「ビタミンやミネラルは不足しないのか？」と不安になると思います。答えはＮＯ！　肉や魚、卵などの動物性タンパク質には、多くのビタミン類やミネラル分が含有されていますから、野菜や果物を摂るよりもむしろ、バランス良く摂取することができるのです。

たとえば、活性酸素を除去し、皮膚や粘膜の新陳代謝に不可欠なビタミンＡは、ウナギや銀だらなどの魚に多く含まれています。糖質のエネルギー代謝に必要なビタミンＢ１は豚肉やウナギに豊富、タンパク質のエネルギー代謝や肝臓の働きを高めるビタミンＢ12は牛レバーやカキ、ハマグリなどにも豊富に含まれています。

ポイントがあるとすれば、多種多様な動物性タンパク質を摂ることです。

肉や魚にもビタミン、ミネラルは十分に含まれている！

ビタミンA
ウナギ、銀だら、各種レバー
ビタミンB_1
豚肉、ウナギ
ビタミンB_6
サケ、イワシ、マグロ、サバ、鶏肉
ビタミンB_{12}
イワシ、サンマ、牛レバー、カキ、ハマグリ
ビタミンD
マグロ、イワシ、カツオ、サンマ、サバ、ブリ
ビタミンE
ウナギ、アジ、アユ、ハマチ、イワシ
亜鉛
カキ、カニ、タラコ、牛肉
鉄分
レバー、貝類

出典：日本食品標準成分表2010

ビタミンC摂取はサプリメントがおすすめ

断糖で不足しがちな栄養素があるとすれば、それはビタミンCです。抗酸化作用が強く、病気の元凶となる活性酸素を退治する優れもの。免疫力を高め、コラーゲンの合成にも必要不可欠ですから、ぜひ摂取したい栄養素です。しかしビタミンCの含有量が多い野菜や果物は糖質が多すぎるため、リスクのほうが高くなってしまいます。

そこでおすすめなのがサプリメントです。いつでもどこでも、手軽にビタミンCを補給することができます。

ただ、気をつけたいのはサプリメントの選び方です。医薬品同様に濃度が高く、体内でも効率良く消化吸収されるものを選びたいところですが、市場には多種類のものが出回っています。なかには製造工程によってビタミンCが失われてしまうなど、ほとんど意味のないものもあるので注意が必要です。

パッケージなどから見極めることは難しいのですが、一つのポイントは**「値段が安すぎるものは選ばないこと」**。高いサプリメントほど効果的というわけではありませんが、良いサプリメントをつくるには経費がそれなりにかかるもの。安価で売ることはなかなかできないのが現実です。

クリニックでは超高濃度のビタミンC点滴を行っています。治療としてだけでなく、風邪予防や体力アップ、健康維持を目的に定期的にビタミンC点滴をされる方もいます。私も週に1度はビタミンCを補給。すこぶる快調な毎日を送っています。

＊吸収率の高いサプリメントを選びましょう。

断糖には「消化力」が必要です

「1日3食規則正しく食べましょう」

「食欲がなくても体のためには何か食べたほうがいい」

こうした文句が当たり前のように使われています。入院経験のある方は分かると思いますが、看護師さんに病院食をきちんと食べているかをチェックされ、もし、残していれば「良くならないわよ」と指導を受けることもあるでしょう。

食事を摂ることが大切であることはもちろん理解できます。でも、**食べたくないときには食べる必要はない**と思います。

体が受け付けないときに無理矢理食べても、きちんと消化することはできません。消化力が落ちているときに食べても何の意味もないからです。

ここでいう「消化力」とは、食べた物をきちんと胃で消化し、小腸や大腸で吸収して、その栄養成分を体が必要とする代謝物質に代えること。

たとえば、肉は肉のままでは体内で利用できませんよね。アミノ酸に分解されてはじめて使うことができるわけです。このように利用可能な成分に変換して、体や心をつくり、また機能させることができるようにするパワーのことを消化力といいます。

消化力が低ければ、せっかく摂った栄養素が無駄になり、さらには未消化物となって毒素を発生させ体機能を低下させることになるのです。

実は「食べ物の消化力」が低下すると「情報の消化力」も同じく低下します。**食べ物の消化力が落ちた状態で食事を摂ると体がだるくなります。**そういう方はたとえば、仕事に問題が発生すると、情報がきちんと理解できずに、すぐにイライラしてキレがちに。次第に精神活動も不活発になってしまうのです。

＊食べたくないときは無理に食べる必要はない。

間違いだらけの「常識」、実は正しい「非常識」

「野菜は食べなくてもいい」「果物もだめ」というように、断糖の視点からすると、これまで常識だと思われてきたことが、必ずしも正しい事実ではない、ということが多分に見受けられます。

そこで、実践する際に活用してほしい断糖的な常識についてご説明します。

◎豆腐はOK。豆乳・おからはNG

大豆といえばヘルシー食材としてとくに女性に人気であり、〝畑の肉〟と呼ばれるほど良質なタンパク質が含まれていますが、大豆のおよそ65％がでんぷんですから、やみくもに食べると太ることになります。

また身近な食品である大豆製品には食べていい物と、悪い物があります。
◯良いもの：豆腐、味噌（発酵のすすんだもの）、高野豆腐
×悪いもの：豆乳、納豆、赤味噌、白味噌、おから
豆腐は断糖食にとって優秀な存在です。使い勝手がよく、多様に使える優れもの。糖質の含有量も木綿豆腐なら１００g中に１・２g、絹ごし豆腐は１・７g程度と少なめですから、常備して活用するといいでしょう。
発酵のすすんだ味噌（南蔵商店製造の［里の味］がおすすめです）は発酵過程によって、糖質がタンパク成分に分解されてしまうため、断糖的にもおすすめです。
一方、豆乳やおからは食べてはいけないものです。
豆腐をつくる過程で、大豆に含まれる糖質はほとんど抜け落ちます。つまり抜け落ちた先にできる豆乳やおからには大豆の糖質がたくさん残ることになるのです。

◎卵は無敵の完全栄養食品です！　１日に３～４個食べても問題ありません

卵は栄養バランスのいい完全栄養食品です。良質なタンパク質の宝庫であり、必

須アミノ酸のすべてを含む優れもの。しかも、糖質は1個0・2gと極少量です。

また、遺伝子の原料となり老化やがんの予防に効果的な核酸や、脳細胞の活性化や認知症の予防・改善に有効とされるコリンという栄養素も含んでいます。

よく「コレステロールが心配」と懸念されますが、卵を1日に3、4個食べたところでコレステロール値は高くなりません。116ページでお話ししたように、血液中のコレステロールのほとんどは肝臓で合成されていますから、食べ物からの影響はほとんどありません。しかも、**コレステロール値が高めのほうが健康的な生活を維持できる**ことも昨今の研究によって明らか。結局のところ何の問題もないのです。

もし、断糖時におやつを食べるなら、ゆで卵がおすすめ。手軽でヘルシー、腹持ちもいいと三拍子揃った一品です。

◎乳製品は選び方がポイント

牛乳は卵同様に、手軽に良質なタンパク質が得られる食品です。さらに、効率的に吸収できるカルシウムを豊富に含んでいるのも魅力といえます。

ただし、牛乳には乳糖が含まれています。飲むなら無調整タイプを選び、1日200㎖を目安にしておきましょう（がんの治療のときなどは徹底して糖を抜いたほうがよいので牛乳は控えるほうがよいかもしれません）。

低脂肪牛乳や無脂肪牛乳などの加工乳には、乳糖が過剰に含有されているタイプもあります。また、スキムミルクは牛乳よりも糖分が濃縮されていますから使わないほうが賢明です。

チーズならば、「生乳と塩」だけを原料にした〝硬い〟タイプのナチュラルチーズを選ぶようにしてください。添加物を加えたプロセスチーズや、発酵時間が短く糖分が多く残っているカッテージチーズはできるだけ避けましょう。

ヨーグルトは、あくまでもプレーンタイプを選んでください。甘味をつけているものや果物が入っているものは糖質過多になります。

体に良いからといっても多く食べ過ぎるのはNG。1日にチーズやヨーグルト、牛乳のどれか一つを摂る程度にしましょう。

◎ブラックコーヒーにも糖質はいっぱい！

サラリーマンに多く見られるのが〝缶コーヒー太り〟です。

缶コーヒーには夥《おびただ》しい量の糖質が入っていますから、飲むことはNGです。なかには「無糖ならいいでしょう？」「インスタントコーヒーを砂糖やミルクなしならいい？」「ドリップしたコーヒーなら問題ないはず」という方がいるかもしれませんが、残念ながらいずれもNGです。

というのも、植物の実や葉をすり潰したものは、でんぷんがむき出しになった状態で抽出することになり、糖質がそのまま体の中に入ってしまうのです。

同様に茶の葉をすり潰してつくる抹茶も糖質たっぷりの産物といえます。

また、スポーツドリンクなどの清涼飲料水などは、いくら「低カロリー」をうたっていても、やはり糖分が相当入っているので飲まないほうがいいでしょう。

飲むなら、葉っぱのままで抽出する緑茶や発酵のすすんだ紅茶、ウーロン茶、そして水や白湯がおすすめです。

◎野菜ジュースは「毒」である

「野菜不足を解消するために」「健康維持目的のために」と野菜ジュースを飲む方が多くいらっしゃいますが、野菜には糖質が多く含まれているため、やはりおすすめはできません。

味わい豊かにするために、糖度の高いにんじんやトマトが多量に使われ、ときには飲みやすくするためにりんごやオレンジなどのフルーツを混ぜていることが往々にしてありますから、余計にダメージは大きいはずです。

しかも、ミキサーなどですり潰しているため、糖質が吸収されやすい状態に。**野菜をそのまま食べるよりもタチが悪いのが野菜ジュース**なのです。

◎「本物」のビールは飲んでもいい！

断糖をする中でも「本物のビール」は飲んでもかまいません。

「本物」とは麦芽とホップだけを原材料にして造られたビールのこと。巷《ちまた》には米やコーンスターチのような副原料を使用するタイプも多く出回っていますが、これこそが元凶です。残念ながら価格の安い発泡酒には副原料が使われていますから、できるだけ避けたほうがいいでしょう。

もちろん甘いカクテルや酎ハイ類も糖質過多です。昨今は、糖質ゼロをうたっているお酒も数多く出回っていますね。これらを賢く利用するようにしてください。

そもそもアルコール発酵は糖分解によって進みます。アルコール度数が高ければ高いほど糖質は少なくなりますから、**飲むなら日本酒やワインなどの醸造酒よりも、焼酎やウイスキー、ジン、ウォッカなどの蒸留酒のほうがおすすめ**です。

◎健康食とされる「玄米」は食べてもいい？

「精製してある白米は血糖値を急激に上げるからNG。玄米は食物繊維を多く含んでいることで血糖値を緩やかに上げるからOK」といった考え方があります。

確かに、玄米は精米する前の糠《ぬか》や胚芽《はいが》がついているため、血糖値を急激に上げることはありませんが、白米でも玄米でも、含有している糖質量は同じですから、断糖的には何の意味もありません。

玄米を食べれば、結局は体脂肪の素になる可能性が高いのです。

たとえば、パニック障害のように血糖値の急高下が原因となる病気の予防・改善を目的とするならば白米ではなく玄米を摂るという選択は有効かもしれません。でもダイエットや老化、病気の予防などに対しては玄米を食べることは白米と同じく、危険な選択といえます。

◎加工食品や調味料には糖質や添加物がいっぱいです

動物性タンパク質を積極的に食べてほしいものの、加工食品には注意が必要です。豚肉などを原料につくられるハムやソーセージ、ベーコンを製造するときには、多くの場合、砂糖や水あめ、ブドウ糖、果糖などが使われます。
また、白身魚などを原料につくられる、かまぼこやちくわ、なると、はんぺん、さつまあげなどの練り製品にもまた、つなぎとして、でんぷんや山芋、砂糖などが使われますから、気を付けたいところです。

さらに、調味料にも落とし穴があります。たとえば「ポン酢」といえば、柚子《ゆず》を使用していると思いがちですが、実際のところ甘い温州《うんしゅう》みかんジュースを使用していることもあります。また「マヨネーズ」には「醸造酢」使用と記載されているものの、よくみると「りんごを含む」とされていることがあり、便利な「めんつゆ」や「ドレッシング」にも多様な甘味が加えられていることがあります。

同様に**保存料や着色料などの添加物にも注意が必要ですから、ラベルをチェックしながら選ぶクセをつけましょう。**

食品を買うときのラベルチェック方法

品名	○○調味料
原材料名	野菜・果実(トマト、りんご、にんじん、たまねぎ)、醸造酢、糖類(ぶどう糖果糖液糖、砂糖)、食塩、香辛料、澱粉、酵母エキス
内容量	300mℓ

※商品パッケージの例。——は糖質

栄養成分：大さじ○杯	
エネルギー	91kcal
たんぱく質	2.1g
炭水化物	11.8g
食物繊維	3.2g
ナトリウム	225mg

※糖質ではなく炭水化物と表記されているときは、
炭水化物－食物繊維＝糖質です。

断糖の第一人者・荒木裕先生考案！〝アミノライス〟と〝ふすまパン〟

私の断糖の師匠である「崇高クリニック」院長の荒木裕先生は、断糖時にも食べられるパンとライスを考案しました。

まずは、ご飯の代わりとなる〝アミノライス〟。つくり方は簡単です。

①豆腐1丁に30分ほど重しをして、十分に水切りをする。

②目の粗いザルなどでこしパラパラの粒状にする。

これをお米代わりにします。たとえば、アミノライスに焼き肉をのせれば、丼物になるし、鮭などと一緒に炒めればチャーハンとしても楽しめます。

お米とは違う食感ではありますが、食べ応えも十分で、使い勝手がいいので、お腹も心も満たされるはずです。

また、小麦粉を使うパンの代用品として開発されたのが〝ふすまパン〟です。ふすまとは小麦タンパクから成る小麦外皮のことであり、糖質の含有量も１００g当たり０・５g以下。しかも、食物繊維やビタミン、ミネラルも豊富に含んでいます。ただ、ふすまパンを家庭でつくることは難しいかもしれません。

荒木先生のふすまパンは特許製法により業界初の糖質ゼロを実現した商品ですから、気になった方はホームページをご覧ください。

驚くことに食パンだけではなく、デニッシュやクロワッサン、ロールパンなどと種類も、味わいも豊富に揃っています。

ふすまパンの間にハムや卵を挟んでサンドイッチにしたり、焼いたチキンを挟んでハンバーガーにするなど、普通のパン同様の使い方ができるのも魅力です。

http://www.suko-clinic.jp/（崇高クリニックＨＰ）

＊ご飯やパンのおいしい代用品になります。

外食するときの店とメニュー選びのコツ

断糖を実行するときに、意外と難しいのが外食です。そこで、お店選びのコツや料理を注文するときのポイントを紹介します。

［イタリアン&フレンチ］

魚介類や肉を、オリーブオイルでシンプルに調理する料理が多いイタリアンは、断糖向きです。小麦粉を使ったパンやパスタなどは糖質が多いので摂らないように心がけましょう。

同じく、フランス料理も断糖時にはうってつけです。ステーキやソテーした魚、そして熟成したチーズ類も食べてOK。ただし、赤ワインは糖質が含まれていますから飲み過ぎないように注意してください。

【中国料理&台湾料理】

エビの素揚げ、イカの和え物、ニラと卵の炒め物、豚レバーの醬油《しょうゆ》煮など、多様な料理が楽しめるのが、中国料理や台湾料理の魅力です。

ただし、絶対に手を出してはならないのがラーメンやチャーハン、そして餃子《ギョーザ》や小籠包《ショーロンポー》などの皮にも小麦粉が使われています。

また、甘辛い味の北京ダックも残念ながら避けてしかるべきです。さらに中国料理独特のとろみに使われるのは、コーンスターチや片栗粉などですから、とろみのある料理は避けましょう。

【焼き肉&焼き鳥】

焼き肉もおすすめ。炭火焼きなどで余計な脂が落ちるため、良質なタンパク質を摂取することができます。ただし甘辛味のつけだれは使わずに、塩焼きでお楽しみください。卵スープやわかめスープはＯＫ。またサンチュなどの葉野菜は適量なら問題ありません。

また、断糖時に味方につけておきたいのが焼き鳥です。焼き鳥を食べるときにもタレではなく塩で食べるようにしてください。

【和食】

定食屋は、刺身や焼き魚、生姜《しょうが》焼きなどのタンパク質が豊富に選べるものの、ご飯を残す必要がありますから、最初から「ご飯はいりません」と断りを入れておくといいでしょう。

意外とおすすめなのが居酒屋です。自分の好きなメニューを好きなように注文可能で、多様なメニューがあるのも魅力。肉料理なら牛肉のたたきや焼き肉、魚介類なら刺身をはじめ、焼き魚、貝類の酒蒸し、帆立やイカなど多彩に揃います。

コロッケや天ぷら、唐揚げなど、衣のついた揚げ物は、小麦粉やパン粉を使うので糖質の摂り過ぎになります。少量なら仕方ありませんが、多くを食べるときには衣をはがすようにしてください。

またしゃぶしゃぶや、鶏の水炊きなどの鍋物も断糖食にはおすすめです。

小麦粉を使うお好み焼き、銀シャリを使用するお寿司、カツ丼や親子丼などご飯たっぷりの丼物、そして甘辛味のウナギやすき焼きなどは避けましょう。

昨今は、断糖料理を出すお店もあります。また、なじみの店をつくっておくこともおすすめです。何度も通っているうちにこちらの好みを理解してくれる場合があり、特別に断糖メニューをつくってくれることもありますよ。

＊なじみの店をつくっておくのも手です。

［運動編］
効率的に断糖効果を得るために“＋α”の応用編！

食事のほかに、断糖効果をより効率的に得るには運動することも必要です。体脂肪を減らすためには糖質を断つこと、そしてエネルギー消費量の一番多い筋肉を鍛え、脂肪を溜めにくい体をつくることが何より有効だからです。

ある意味、運動は健康に生きるための必要経費といえます。

実践してほしいのは①ストレッチ、②筋肉トレーニング、③有酸素運動です。ストレッチや筋肉トレーニングについては体力や体格には個人差がありますから、それぞれに見合う方法を選んで実践していただきたいのですが、有酸素運動に関しては誰にでも共通する、体脂肪を効果的に落とすやり方があります。

1　脈拍90で10分間歩いてウォーミングアップをする
2　「有酸素運動ゾーンの脈拍」で20分以上走る
3　脈拍90で10分間歩いて、乳酸を排出して筋肉痛を予防する

ポイントとなるのは脈拍です。脈拍90で運動の最初と最後に歩くことがコツです。

そして有酸素運動ゾーンの脈拍で走ることによって、はじめて脂肪が燃焼されてエネルギーとなります。

それ以外の脈拍で走っても、ブドウ糖が燃焼するだけ。ブドウ糖は３日後には中性脂肪となってしまうため、体内にはあまり使える分がありません。ですからブドウ糖を燃料にするような運動方法では、ただ単に汗をかいてバテるだけ。脂肪はまったく燃焼されないのです。

有酸素運動ゾーンの脈拍については、１２３ページを参照してください。

私の有酸素運動ゾーンはというと52歳でおよそ１３０。これで30分から１時間走

るようにしています。

有酸素運動は週2回〜毎日でも結構ですが、筋肉トレーニングは1週間に2回ほどがベスト。3ヵ月続けると、体脂肪が減るだけではなく、手先や足先等の末梢《まっしょう》の毛細血管が20倍以上に増えるといわれています。血液とともに体中に酸素が運ばれやすくなり、冷え症なども改善。免疫力もアップさせることができます。

脈拍を測定する機器には「ハートメーター」（エフラン）、「ハートトレーナー」（コナミ）など数多く出回っていますから、活用してください。

さらに、有酸素運動にはもう一つ有意義な効果があります。

それはストレス解消です。有酸素運動を開始してしばらくすると、脳内の視床下部や下垂体から、脳内麻薬の一種であるエンドルフィンが分泌されます。

そう、これは糖質を摂ったときにも脳内に分泌される麻薬様物質です。

有酸素運動によって快楽物質を出すことができれば糖質への欲求も少しは抑制で

きるのではないでしょうか。

また、有酸素運動をしているときは単純な動作の繰り返しですから、その間は、ほかのことを一切考えずに没頭することができます。

日々の悩みや不安から解放され、それがストレス解消につながり、免疫力を高めることにもつながるのです。

＊有酸素運動はストレス解消にも効果的です。

私の1週間の断糖生活

よく「先生はどんな食生活を送っているのですか？」という質問を受けます。
そこで、ある1週間の私の食生活をご紹介したいと思います。

〈日曜日〉

朝食：目玉焼き2個、豚ロースとほうれん草のオリーブオイル焼き、白湯

昼食：ホタテ釜飯、豆腐とナメコの味噌汁（大葉入り）

夕食：焼き鳥屋にて

胸肉、レバー、ササミ、ぼんじり、軟骨、唐辛子、とりスープ、冷や奴、焼酎お湯割り

〈月曜日〉
朝食：目玉焼き2個、豚ロースとブロッコリーのオリーブオイル焼き、白湯
昼食：豚しゃぶ（豚肉250g、水菜、きのこ、豆腐1丁）
肉スープ（しゃぶしゃぶの残り湯に岩塩と胡椒《こしょう》）
夕食：寄せ鍋（タラ、ホタテ、エビ、豚肉、春菊、えのき、豆腐、醤油、岩塩）
もやしナムル

〈火曜日〉
朝食：豆腐ステーキ1丁（オリーブオイル、岩塩、バター）、とりサラダ（とりササミ缶、サラダリーフ、マヨネーズ、胡椒、※「美濃三年酢」）、白湯
昼食：チーズバーガー（※ローカーボ食品研究所）、紅茶、オレンジゼリー（半分）
夕食：ジンギスカン（ラム肉、もやし、ブロッコリー、たれ〈醤油、美濃三年酢、※「柚子の精」、香菜〉）もやしナムル、白湯

〈水曜日〉
朝食：豚ロースとブロッコリーのオリーブオイル焼き、ポーチドエッグ

昼食：寄せ鍋（豚しゃぶしゃぶ用肉、サケ、セリ、豆腐、岩塩、醤油）、白湯
夕食：会食
軍鶏《シャモ》の丸焼き（塩味）、豚の串焼き、（モモ1串、肩ロース1串、塩味）、穴子の塩焼、肉厚しいたけ1串（塩味）、赤ワイン2杯（2004年、ピノノワール）

〈木曜日〉
朝食：サーモンバター焼き、ブロッコリー添え、目玉焼き
昼食：お弁当（焼き鳥、たれ〈醤油、ラカントS、※「里の味」〉、山椒のたれ焼きと卵焼き、ほうれん草のバターソテー、アミノライス）、白湯
夕食：寄せ鍋（豚しゃぶしゃぶ用肉、タラ、水菜、豆腐、岩塩、醤油）、白湯

〈金曜日〉
朝食：目玉焼き2個、豚ロースとブロッコリーのオリーブオイル焼き、白湯
昼食：照り焼きチキンバーガー（ローカーボ食品研究所）、白湯
夕食：会食

アボカドの黒和え（アボカド、オリーブオイル、断糖海苔佃煮《つくだに》）、塩豆腐（絹ごし豆腐を塩で漬けたもの）、ラムの香草焼き、マティーニ、スコッチウイスキーソーダ割り2杯

〈土曜日〉

朝食：目玉焼き2個、豚ロースとほうれん草のオリーブオイル焼き、白湯

昼食：お弁当（さばの味噌煮、卵焼き、ほうれん草のバターソテー、アミノライス）、白湯

夕食：エビパエリヤ

※「美濃三年酢」―内堀醸造でつくっている赤酢。熟成期間が長く、糖質も少なめ。

※「ローカーボ食品研究所」―生活習慣病の方が安心して食べられる製品を開発。崇高クリニック・荒木院長が設立。

※「柚子の精」―兵庫西農業協同組合でつくっている柚子汁。炭水化物の多い皮を外して丁寧につくっているので低糖質。

※「里の味」―南蔵商店でつくっている豆味噌。三年熟成させた天然醸造。

〔表〕食べて良い食品、避けたい食品

食べて良い食品	避けたい食品
[調味料類]	[調味料類]
塩	たれ
ハーブソルト	ソース
醤油	ケチャップ
味噌	マヨネーズ(糖類を含むもの)
胡椒	ポン酢
カレー粉	味醂
唐辛子	料理酒
マヨネーズ(糖類を含まないもの)	めんつゆ
オリーブオイル	サラダ油
えごま油	小麦粉
しそ油	片栗粉
酢	天ぷら粉
鰹節	くず粉
昆布	
乾しいたけ	
[穀物類]	[穀物類]
雑穀(小麦ふすま)	米(精白米、玄米)
ふすまパン	パン
ブランヌードル	うどん
	そば
	そうめん
	ラーメン
	スパゲッティ
	マカロニ
	ビーフン
	コーンスターチ
[タンパク質類]	[タンパク質類]
肉類	サラミ
魚介類	コンビーフ
卵	魚肉加工品(糖類を含むもの)
魚肉加工品(糖類を含まないもの)	ハム・ソーセージ(糖類を含むもの)
ハム・ソーセージ(糖類を含まないもの)	おから
	豆乳

食べて良い食品	避けたい食品
大豆タンパク	
小麦タンパク	
豆腐	
高野豆腐（砂糖不使用のもの）	
ゼラチン	
［野菜類（いずれも少量ならOK）］	［野菜類］
スプラウト類（ブロッコリー、かいわれ大根、マスタードなど）	根菜類（にんじん、ごぼう、玉ねぎ、じゃがいも、さつまいもなど）
軟弱野菜の葉（ほうれん草、春菊、小松菜、チンゲンサイなど）	果菜類（なす、きゅうり、トマト、ピーマンなど）
ハーブ類（バジル、香菜、クレソン、パセリなど）	葉菜類（キャベツ、白菜など）
［乳製品］	［乳製品］
無調整生乳	加工乳
ナチュラルチーズ（原材料が生乳と塩だけ）	スキムミルク
バター	カッテージチーズ
プレーンヨーグルト	プロセスチーズ（糖類を含むもの）
	マーガリン
［飲料］	［飲料］
緑茶	野菜ジュース
紅茶	清涼飲料水
ウーロン茶	炭酸飲料
水	コーヒー
	抹茶
	ミルクココア
［酒］	［酒］
焼酎	ワイン
ウイスキー	日本酒
ウォッカ	ビール（副原料を使用しているもの）
ジン	発泡酒
ビール（副原料なしのもの）	梅酒
ラム	紹興酒
	リキュール類

参考：HP「Dr.Araki's LowCARBFOODs」

断糖を成功させる5つのカギ その⑤

自分にビッグタイトルをつける。

あなたの人生は、あなたの行動で決まります。でも、ときとして「どうせ無理」「今までも挫折してきたから今回もできない」と思い込み、自分の行動に規制をかけることがあるのではないでしょうか。そして行動できなかった自分に苛立ち、後悔することになる。それは嫌ですよね。

そこで、自分の行動基準をより高めるための方法があります。自分のレベルを遥かに超えたタイトルを自分につけることです。

たとえば、周りの人を元気にするような人間になりたいと考えた場合、「私はスーパーエンカレッジマンだ！」と自分自身にタイトルを決めます。何かに迷ったり、くじけそうになったときに「スーパーエンカレッジマンならこんなときどうするだろう？」と自分自身に問いかけることで、スーパーエンカレッジマンとしての答えが導き出され、行動ができるようになるのです。

ちょっとしたことですが、自分の行動基準を変えることで人生はより豊かに実りのあるものになると私は信じています。

おわりに

今年で、私は53歳になります。

祐天寺にあるクリニックで多くの患者さんを治療させていただき、週2回ほど、地方の病院に診察に向かいます。

また、テレビドラマの監修や収録、講演会、新聞や雑誌の取材など、おかげさまで多忙な日々を送っていますが、ここ数年は「疲れが溜まってどうしようもない」という事態に陥ったことがありません。

風邪をひくこともほとんどなく、体調が悪くなるということさえあまりないような気がします。おまけに、代替医療をはじめとするさまざまな物事への興味は尽きることなく、探究への意欲や集中力も若い頃のままです。

肉体的にも精神的にも充実した毎日を送ることができていて、このままいけば、本当に200歳まで生きられるのではないかと思っているほどです。

今、このような人生を送ることができているのは、やはり断糖のおかげです。病院の助けを借りず、薬の力に頼ることもなく、食べ方を変えるだけでこれほどまでに元気になれるのです。私自身の体と心で実感した事実ですから、断糖という食事の在り方を、自信をもっておすすめすることができます。

そして最後に改めて申し上げます。

人間は食べ物によってつくられていて、本当に必要な食べ物さえ摂っていれば、健康に、元気に、長生きすることができます。

断糖を実践して、この事実を皆様にも実感していただけたらと願っています。

最後に、この本の出版に際して大変お世話になりました葛山あかね様、株式会社マスターマインドの金成泰宏様に感謝致します。

西脇俊二

断糖《だんとう》のすすめ

高血圧《こうけつあつ》、糖尿病《とうにょうびょう》が99%治《なお》る新《しん》・食習慣《しょくしゅうかん》

著者……………………西脇俊二

2014年6月5日　初版発行
2014年8月1日　２版発行

デザイン　長井究衡
構成　葛山あかね
制作　金成泰宏（株式会社マスターマインド）
協力　飛高佳代〈管理栄養士〉
校正　玄冬書林
編集　内田克弥（ワニブックス）

発行者　横内正昭
編集人　青柳有紀
発行所　株式会社 ワニブックス
〒150-8482
東京都渋谷区恵比寿4-4-9 えびす大黒ビル
電話　03-5449-2711（代表）
03-5449-2716（編集部）

印刷所　株式会社 光邦
ＤＴＰ　株式会社 三協美術
製本所　ナショナル製本

ISBN 978-4-8470-9249-7